Hefte zur Zeitschrift „Der Unfallchirurg"

Herausgegeben von:
L. Schweiberer und H. Tscherne

280

Springer-Verlag Berlin Heidelberg GmbH

Hermann Krimmer

Der posttraumatische karpale Kollaps

Entstehung und Therapiekonzept

Mit 44 Abbildungen in 66 Einzeldarstellungen

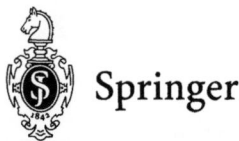 Springer

Reihenherausgeber
Professor Dr. Leonhard Schweiberer
Direktor der Chirurgischen Universitätsklinik München Innenstadt
Nußbaumstraße 20, D-80336 München

Professor Dr. Harald Tscherne
Medizinische Hochschule, Unfallchirurgische Klinik
Carl-Neuberg-Straße 1, D-30625 Hannover

Autor
Priv.-Doz. Dr. Hermann Krimmer
Rhön-Klinikum AG, Klinik für Handchirurgie
Salzburger Leibe 1, 97616 Neustadt a.d. Saale

ISSN 0945-1382

Die Deutsche Bibliothek – CIP-Einheitsaufnahme
[**Der Unfallchirurg / Hefte**] Hefte zur Zeitschrift „Der Unfallchirurg". – Berlin ; Heidelberg ;
New York ; Barcelona ; Hongkong ; London ; Mailand ; Paris ; Singapur ; Tokio ; Springer.
Früher Schriftenreihe
Reihe Hefte zu: Der Unfallchirurg – Bis 226 (1992) u.d.T.: Hefte zur Unfallheilkunde
ISSN 0945-1382
Krimmer, Hermann: Der posttraumatische karpale Kollaps : Entstehung und Therapiekonzept/
Hermann Krimmer. – Berlin ; Heidelberg ; New York ; Barcelona ; Hongkong ; London ;
Mailand ; Paris ; Singapur ; Tokio ; Springer, 2001
(Hefte zur Zeitschrift „Der Unfallchirurg" ; 280)

ISBN 978-3-540-67486-3   ISBN 978-3-642-59544-8 (eBook)
DOI 10.1007/978-3-642-59544-8

Dieses Werk ist urheberrechtlich geschützt. Die dadurch begründeten Rechte, insbesondere die der
Übersetzung, des Nachdrucks, des Vortrags, der Entnahme von Abbildungen und Tabellen, der
Funksendung, der Mikroverfilmung oder der Vervielfältigung auf anderen Wegen und der Speicherung in Datenverarbeitungsanlagen, bleiben, auch bei nur auszugsweiser Verwertung, vorbehalten.
Eine Vervielfältigung dieses Werkes oder von Teilen dieses Werkes ist auch im Einzelfall nur in den
Grenzen der gesetzlichen Bestimmungen des Urheberrechtsgesetzes der Bundesrepublik Deutschland
vom 9. September 1965 in der jeweils geltenden Fassung zulässig. Sie ist grundsätzlich vergütungspflichtig. Zuwiderhandlungen unterliegen den Strafbestimmungen des Urheberrechtsgesetzes.

© Springer-Verlag Berlin Heidelberg 2001

Die Wiedergabe von Gebrauchsnamen, Handelsnamen, Warenbezeichnungen usw. in diesem Werk
berechtigt auch ohne besondere Kennzeichnung nicht zu der Annahme, daß solche Namen im Sinne
der Warenzeichen- und Markenschutz-Gesetzgebung als frei zu betrachten wären und daher von
jedermann benutzt werden dürften.
Produkthaftung: Für Angaben über Dosierungsanweisungen und Applikationsformen kann vom
Verlag keine Gewähr übernommen werden. Derartige Angaben müssen vom jeweiligen Anwender
im Einzelfall anhand anderer Literaturstellen auf ihre Richtigkeit überprüft werden.

Umschlaggestaltung: Design & Production GmbH, 69121 Heidelberg
Satz: FotoSatz Pfeifer GmbH, 82166 Gräfelfing
Gedruckt auf säurefreiem Papier   SPIN: 10767379   24/3135 – 5 4 3 2 1 0

Vorwort

Das Handgelenk ist in seiner Konstruktion einzigartig. Es verbindet einen großen Bewegungsumfang mit der Fähigkeit, in jeder Position Kraft zu übertragen. Ermöglicht wird dies durch die Einschaltung eines Zwischensegmentes in Form der proximalen Handwurzelreihe, die einem unter Spannung stehenden Ring zu vergleichen ist. Solange dieser intakt ist, werden die Eigenbewegungstendenzen von Skaphoid und von Lunatum kompensiert. Platzt er jedoch auf, sei es durch eine Fraktur des Kahnbeines oder durch eine Ruptur des skapholunären Bandes, so können Skaphoid und Lunatum ihren individuellen Bewegungstendenzen folgen: Das Skaphoid rotiert in Flexion, während das Lunatum in Extensionsstellung nach palmar translatiert. Unbehandelt führen Verkantungen der Gelenkflächen gegeneinander zur vorzeitigen Arthrose und schließlich zum karpalen Kollaps.

Eine neue Möglichkeit der Behandlung des fortgeschrittenen karpalen Kollapses hat Watson im Jahr 1981 mit der mediokarpalen Teilarthrodese eröffnet. Im Gegensatz zur Totalarthrodese des Handgelenkes wird hier eine Restbeweglichkeit im radiolunären Gelenkabschnitt erhalten. Die vorliegende Arbeit beschäftigt sich ausführlich mit diesem Verfahren. Der Autor beschreibt, wie in den vergangenen 10 Jahren die Technik dieser Operation verfeinert, standardisiert und in über 300 eigenen Fällen klinisch angewandt wurde. Die Ergebnisse werden sowohl nach traditionellen Bewertungsschemata als auch nach einem patientenorientierten Score für die obere Extremität (DASH-Score) bewertet. Dieser Score dient gleichsam als Messlatte für die Behinderung, die der Patient durch eine pathologische Veränderung an seiner oberen Extremität erfährt, zunächst unabhängig von der Diagnose oder der Art einer Therapie. Am Beispiel des karpalen Kollapses und seiner Behandlung mit der mediokarpalen Teilarthrodese wurde im Vergleich zu einem traditionellen Ergebnisscore die Validität des patientenorientierten Scores nachgewiesen. Die weitgehende Übereinstimmung der Ergebnisse beider Bewertungsmaßstäbe wurde statistisch gesichert, der

Score damit validiert. Prätherapeutisch und nach der Therapie angewandt eröffnet sich damit die Möglichkeit, den Unterschied der Gebrauchsfähigkeit aufzuzeigen, der durch die Therapie erreicht wurde.

Hierin hat die Arbeit eine über die spezielle Anwendung beim vorliegenden Krankengut hinausgehende Bedeutung. Der DASH-Score erweist sich als ein valides Messinstrument, mit dem Behinderungen an der oberen Extremität gemessen werden können. Er kann damit über die Effizienz verschiedener therapeutischer Maßnahmen Auskunft geben. Auf diese Weise ist es denkbar, in Zukunft bestimmten Pathologien sicherer die wirksamste Behandlung zuzuordnen, und auch Vergleiche der Resultate verschiedener Institutionen anzustellen.

Die Arbeit stellt den Beginn einer Reihe von Untersuchungen dar, mit denen die Behandlung der immer häufiger diagnostizierten Verletzungen der Handwurzel genauer bewertet und eingeordnet werden kann. In diesem Sinne wünsche ich dem Büchlein weite Verbreitung unter allen Chirurgen und Orthopäden, die sich mit der Behandlung von Handgelenksverletzungen beschäftigen.

Ulrich Lanz
Bad Neustadt, April 2000

Inhaltsverzeichnis

1	Einleitung	1
2	**Grundlagen**	
2.1	Anatomie	6
2.1.1	Karpalknochen	6
2.1.2	Karpale Bandsysteme	8
2.2	Konzepte der karpalen Stabilität	10
2.2.1	Historische Entwicklung	10
2.2.2	Ringkonzept	11
2.3	Karpale Instabilität	12
3	**Der posttraumatische karpale Kollaps**	
3.1	Ursachen	15
3.2	SLAC-Wrist	17
3.3	SNAC-Wrist	18
3.4	Klinik	19
3.4.1	Stadieneinteilung	19
3.4.2	Symptomatik	20
3.4.3	Diagnostik	21
3.4.4	Therapie	21
4	**Die mediokarpale Teilarthrodese des Handgelenkes**	
4.1	Indikation und Therapiekonzept	24
4.2	Technik	26
4.3	Kontraindikationen	26
5	**Kraftübertragung im Handgelenk**	
5.1	Messmethoden	29
5.2	CT-Osteoabsorptiometrie (CT-OAM)	31
5.3	Eigene Untersuchungen	32

5.3.1	Material	32
5.3.2	Methode	33
5.3.3	Ergebnisse	33

6	**Prospektive Analyse nach mediokarpaler Teilarthrodese**	
6.1	Datenerfassung	37
6.1.1	Klinik	37
6.1.2	Der postoperative Röntgenstatus	38
6.1.3	Statistische Verfahren	39
6.2	Ergebnisse	40
6.2.1	Patientenkollektiv	40
6.2.2	Klinik	41
6.2.3	Statistische Auswertung	42

7	**Gegenüberstellung der mediokarpalen Teilarthrodese und der Totalarthrodese des Handgelenkes durch Scorebewertung**	
7.1	Entwicklung von Scoresystemen	48
7.1.2	Traditioneller Handgelenkscore	49
7.1.2	Patientenorientierter Score für die obere Extremität (DASH)	50
7.2	Eigene Untersuchungen	52
7.2.1	Patientenkollektiv	52
7.2.2	Korrelation zwischen traditionellem Handgelenkscore und DASH-Score	52
7.2.3	Vergleich Teil- mit Totalarthrodesen	54

8	**Diskussion**	58
9	**Zusammenfassung**	64
	Anhang	
	DASH-Fragebogen	66
	Literatur	70
	Sachverzeichnis	75

1 Einleitung

Stabilität und Schmerzfreiheit des Handgelenkes sind unabdingbare Voraussetzungen für jede Handfunktion. Die vergangenen Jahrzehnte haben entscheidende Erkenntnisse über die Biomechanik und Funktion dieses Gelenkes erbracht und damit die therapeutischen Möglichkeiten wesentlich erweitert. Ausgehend von einem verbesserten Verständnis der Anatomie und Biomechanik des Handgelenkes konnten neben der konventionellen Radiologie die Computertomographie, Kernspintomographie und Arthroskopie für eine exaktere Diagnosestellung eingesetzt werden. Durch diese Techniken ist eine dem Schweregrad der Verletzung angepasste Therapie möglich.

Trotz dieser Fortschritte treten nach wie vor schwerwiegende posttraumatische Folgeschäden auf, da entweder die eigentliche Verletzung nicht erkannt oder aufgrund der zunächst geringen klinischen Symptomatik keine Abklärung veranlasst wurde (Abb. 1.1).

Besondere Aufmerksamkeit kommt der proximalen Handwurzelreihe zu, die sich als zwischengeschaltetes Segment innerhalb Radius und ulnokarpalem Komplex und der als Einheit anzusehenden distalen Handwurzelreihe den jeweiligen Bewegungen anpassen muss. Funktionell kann sie als Teil eines unter Spannung stehenden Ringes angesehen werden, der durch eine Fraktur des Kahnbeins knöchern und im Falle der skapholunären Bandverletzung ligamentär aufbricht und zu einer karpalen Instabilität führt. Nicht ausgeheilte Kahnbeinfrakturen (Pseudarthrosen) resultieren ebenso wie Verletzungen des skapholunären Bandes (skapholunäre Dissoziation) längerfristig infolge der instabilen Situation in einem karpalen Kollaps mit ausgeprägten arthrotischen Veränderungen im Bereich des Handgelenkes ("scapholunate advanced collapse" und "scaphoid nonunion advanced collapse", SLAC- und SNAC-Wrist; Watson et al. 1983; Krimmer et al. 1997).

Da in der Mehrzahl der Fälle neben dem Radiokarpalgelenk mit Skaphoid und korrespondierender Radiusgelenkfläche auch das Mediokarpalgelenk von der Arthrose betroffen ist, stellt die Totalarthrodese des Handgelenkes

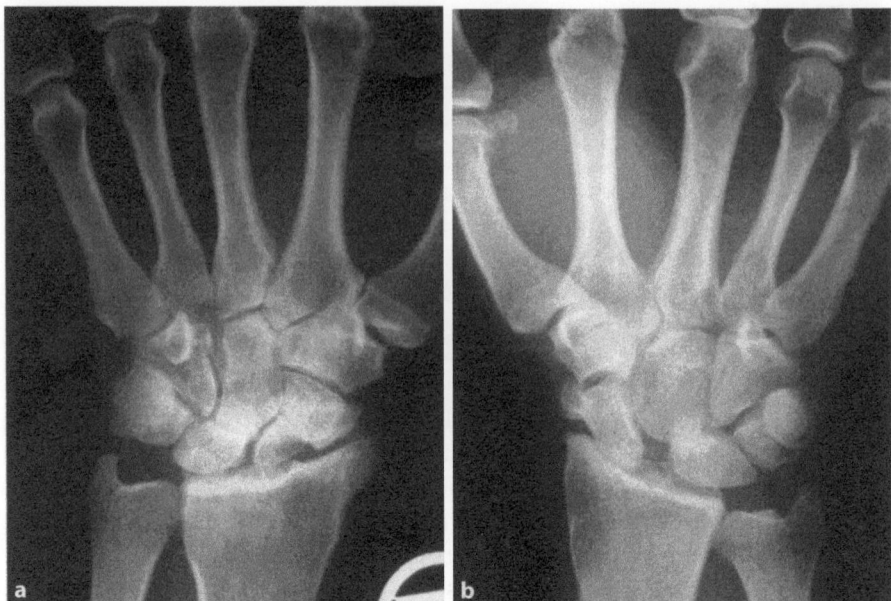

Abb. 1.1a,b. Fortgeschrittener karpaler Kollaps mit radio- und mediokarpaler Arthrose. **a** Nach Kahnbeinpseudarthrose sowie **b** nach skapholunärer Dissoziation

immer noch die dominierende Behandlungsform dar (Abb. 1.2b). Die ausschließliche Handgelenksdenervation nach Wilhelm führt bei dieser Handwurzelveränderung wegen Progredienz der Arthrose zu unbefriedigenden Langzeitergebnissen (Wilhelm 1973; Buck-Gramcko 1977). Die Entfernung der proximalen Handwurzelreihe (Inglis u. Jones 1977; Imbriglia et al. 1990) setzt eine intakte Knorpelfläche des Kapitatumkopfes voraus. Dieser ist allerdings beim fortgeschrittenen karpalen Kollaps meist schon arthrotisch verändert. Die Handgelenksprothese hat wegen des im Gegensatz zu anderen Gelenken fehlenden stabilisierenden Weichteilmantels den Nachteil, dass sie nur gering belastbar ist. Sie bleibt daher Ausnahmefällen vorbehalten (Meuli u. Fernandez 1995; Murray 1996).

Mit der mediokarpalen Teilarthrodese wurde erstmals ein Verfahren entwickelt, welches trotz Ausschaltung sämtlicher von der Arthrose betroffenen Gelenkabschnitte eine Restbeweglichkeit des Handgelenkes bei gleichzeitiger Stabilität und Schmerzreduktion aufrechterhält (Watson u. Ballet 1984; Krimmer et al. 1992). Durch komplette Entfernung des Kahnbeins und Arthrodese des Mediokarpalgelenkes werden die arthrotischen Gelenkflächen beseitigt und in dem in der Regel intakten radiolunären Gelenk eine Restbeweglichkeit aufrechterhalten (Abb. 1.2a). Palmer et al. (1985) konnten in ihrer Studie über die funktionelle Handgelenksbeweglichkeit zeigen, dass für einen Großteil der Aktivitäten im Alltag bereits eine Handgelenksbeweg-

1 Einleitung

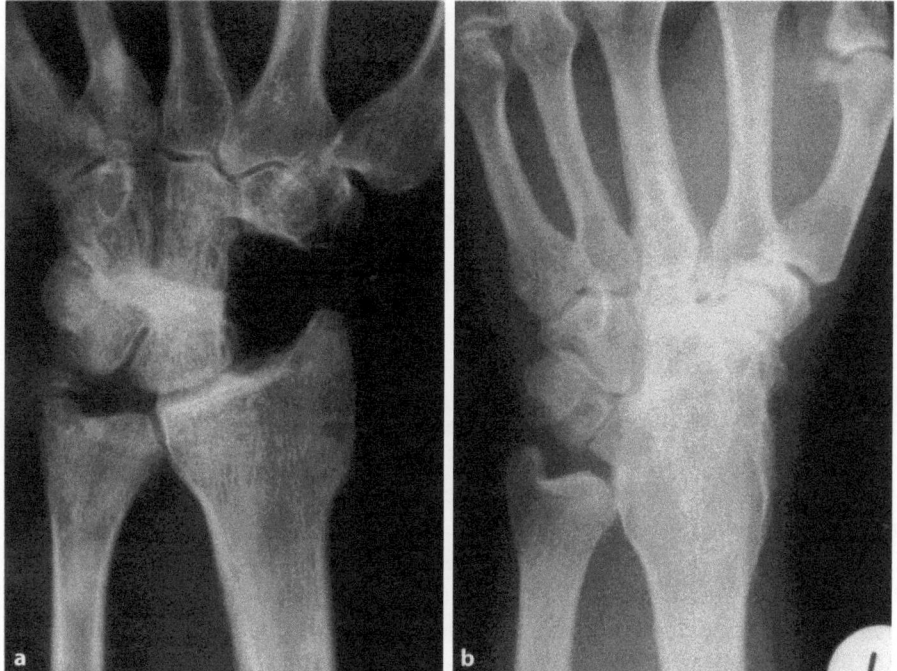

Abb. 1.2a,b. Alternative operative Behandlungsmethoden des fortgeschrittenen karpalen Kollaps. **a** Mediokarpale Teilarthrodese mit kompletter Entfernung des Skaphoid, **b** Totalarthrodese des Handgelenkes

lichkeit von 30° Extension und 5° Flexion, sowie 10° Radialduktion und 15° Ulnarduktion ausreichend ist.

Der Stellenwert der mediokarpalen Teilarthrodese, ihre technische Durchführung und ihre klinische Zuverlässigkeit wird in der Literatur allerdings kontrovers diskutiert. Tomaino et al. (9 Patienten, 1994) und Krakauer et al. (23 Patienten, 1994) berichten über gute Ergebnisse mit einer Erfolgsquote von ca. 80 %, während Wyrick et al. (17 Patienten, 1995) bei fünf Patienten wegen persistierender Schmerzsymptomatik eine Totalarthrodese anschließen mussten. Unterschiedliche Techniken (Viegas u. Galveston 1994; Ahsmead u. Watson 1994; Gill u. Ireland 1997) werden beschrieben, deren klinische Konsequenzen nicht sicher eingeschätzt werden können, da es sich bei allen Veröffentlichungen um retrospektive Untersuchungen mit meist geringen Fallzahlen handelt und statistische Aussagen nicht möglich sind. Eigene Nachuntersuchungen (Krimmer et al. 1992) bei 45 Patienten zeigten eine Erfolgsquote von 80%, wobei die Methode allerdings auf Patienten mit einem karpalen Kollaps nach Kahnbeinpseudarthrose (SNAC-Wrist) beschränkt war und differenzierte Aussagen aufgrund des retrospektiven Charakters der Studie nicht möglich waren. In Europa stellt die Totalarthrodese des Handgelenkes unverändert die dominierende Behandlungsform beim fortgeschrittenen posttraumatischen karpalen Kollaps dar, da sie, anders als die Teilarthrodese, zu einer sicher vorhersagbaren Schmerzfreiheit führen soll (Lohmann u. Buck-Gramcko 1982; Hastings et al. 1993). Neuere Untersuchungen (Field et al. 1996; Bickert et al. 1997; Sauerbier et al. 1998) konnten diese Aussage nicht bestätigen und fanden zusätzlich erhebliche funktionelle Einschränkungen mit Minderung der Lebensqualität.

Ziel der eigenen Untersuchungen

Der karpale Kollaps geht aufgrund der Achsenfehlstellung des Skaphoid und des Lunatum mit einer Reduzierung der Kontaktflächen im radioskaphoidalen und mediokarpalen Gelenkabschnitt einher (Viegas et al. 1991). Der hieraus resultierende Druckanstieg bei der Kraftübertragung führt langfristig zur Destruktion des Gelenkknorpels. Durch eine Belastungsuntersuchung in vivo (CT-Osteoabsorptiometrie; Müller-Gerbl et al. 1990, 1994) wird überprüft, wie sich die Kraftübertragung am Handgelenk nach mediokarpaler Teilarthrodese verändert und welche technischen Konsequenzen für die Reposition des Karpus daraus abgeleitet werden können.

In einer prospektiven klinischen Untersuchung werden die Daten von 150 Patienten nach mediokarpaler Teilarthrodese in einer Datenbank erfasst mit dem Ziel, statistische Aussagen über die Wertigkeit verschiedener Parameter auf das postoperative Ergebnis zu treffen. Es wird der Einfluss der präoperativen Ausgangssituation (SLAC, SNAC) und der Achsenstellung des Lunatum auf das klinische Ergebnis untersucht. Da die Entnahme eines Spongiosablockes vom Beckenkamm eine zusätzliche Morbidität für den Patienten bedeutet, wird geprüft, ob diese Ergebnisse denjenigen mit Verwendung von Spongiosa aus der Radiuskonsole überlegen sind. In einer Übersicht wird aufgezeigt, welche Resultate bei einem größeren Kollektiv nach mediokarpaler Teilarthrodese zu erwarten sind und welches Gesamtprofil im Hinblick auf Schmerz und Funktion von dieser Methode erwartet werden kann.

Die Vergleichbarkeit klinischer Resultate mit denen alternativer Methoden oder mit den Ergebnissen anderer Autoren ist häufig erschwert, da keine einheitlichen Bewertungsmaßstäbe angelegt werden. Je nach Untersucher wird der Schwerpunkt auf subjektive, funktionelle oder radiologische Parameter gelegt (Amadio 1997). Die Darstellung der eigenen Ergebnisse erfolgt daher zusätzlich in einem Punktesystem, das zur Hälfte durch objektive Parameter (Kraft, Beweglichkeit) und zur Hälfte durch subjektive Angaben (Schmerz, Gebrauchsfähigkeit) bestimmt wird (traditioneller Handgelenkscore; Cooney u. Bussey 1987). Der erreichte Punktwert stellt ein Maß für die Güte des Operationsergebnisses dar.

1 Einleitung

Da in der Beurteilung verschiedener Therapieverfahren zunehmend die individuelle Lebensqualität des Patienten in den Vordergrund rückt, wird eine patientenorientierte Erhebung ebenfalls mit Einstufung in eine Punkteskala vorgenommen (DASH-Score, "disabilities of arm, shoulder and hand"; Hudak et al. 1996). Hierdurch soll das klinische Profil der mediokarpalen Teilarthrodese aus Sicht des Patienten genauer gekennzeichnet werden. Diese Ergebnisse werden denen eines Patientenkollektivs mit Totalarthrodese des Handgelenks gegenübergestellt, um mit Hilfe der beiden Scores zu prüfen, wo im direkten Vergleich signifikante Unterschiede im Hinblick auf Schmerzreduktion und Funktion nachweisbar sind und ob die Patienten tatsächlich aus der erhaltenen Restbeweglichkeit Nutzen ziehen. Die Berechnung der Korrelation zwischen den beiden Scoresystemen soll aufzeigen, ob neue Entwicklungen in der Beurteilung des "clinical outcome" für den klinischen Einsatz im Hinblick auf Validität und Spezifität geeignet sind, traditionelle Bewertungsmaßstäbe in naher Zukunft abzulösen.

2 Grundlagen

2.1
Anatomie

Das Handgelenk nimmt eine herausragende Stellung im menschlichen Körper ein, da es weder den Charakter eines Scharniergelenkes noch eines Kugelgelenkes aufweist. Ein mechanisches Äquivalent in dieser Form existiert nicht. Jeder Karpalknochen hat sein eigenes Bewegungszentrum. Die Beweglichkeit des Handgelenkes, die wir messen, stellt tatsächlich eine Summation der Einzelbewegungen der Karpalknochen gegeneinander dar.

2.1.1
Karpalknochen

Die Handwurzel besteht aus acht Einzelknochen, die in eine proximale und distale Handwurzelreihe eingeteilt werden. Auf der Radialseite beginnt die proximale Handwurzelreihe mit dem Skaphoid gefolgt von Lunatum, Triquetrum und Pisiforme während die distale Reihe Trapezium, Trapezoideum, Kapitatum und Hamatum einschließt. Das Os pisiforme nimmt eine Sonderstellung ein, da es dem Os triquetrum aufgesetzt ist und funktionell als Sesambein innerhalb der Sehne des M. flexor carpi ulnaris angesehen werden kann (May 1996). Der radio- und ulnokarpale Gelenkabschnitt wird distal durch die Gelenkflächen der proximalen Handwurzelreihe und proximal durch die Fovea scaphoidea und Fovea lunata der Radiuskonsole zusammen mit dem ulnokarpalen Komplex (triangulärer, fibrokartilaginärer Komplex, TFCC) gebildet. Das mediokarpale Gelenk besteht aus der Verbindung zwischen proximaler und distaler Handwurzelreihe. Zwischen den einzelnen Karpalknochen bestehen individuelle Gelenkabschnitte. Neben der Einteilung in proximale und distale Handwurzelreihe wurde von Navarro (1937) eine Aufteilung in eine radiale, zentrale und ulnare Säule angegeben, die mehr auf funktionellen Überlegungen basiert.

Die distale Gelenkfläche des Radius ist konkav und in 2 Ebenen geneigt mit einem Durchschnittswert von 11° nach palmar in der Sagittalebene und 22° nach ulnar in der Koronalebene. Liegt eine Neutralvarianz der Ulna vor,

2.1 Anatomie

ist der Übergang zwischen der distalen Radiusgelenkfläche zu dem ulnokarpalen Komplex weich und makroskopisch kaum sichtbar. Die distale Radiusgelenkfläche wird durch einen knorpeligen First (Crista) in die ellipsoid geformte Fovea scaphoidea und die sphärische Fovea lunata entsprechend den artikulierenden Knochen der proximalen Handwurzelreihe unterteilt. Der trianguläre fibrokartilaginäre Komplex (TFCC) besteht aus den transversal verlaufenden Faserstrukturen zwischen Radius und Processus styloideus ulnae (Discus ulnocarpalis), longitudinal verlaufenden Strukturen (Meniscus ulnocarpalis) und extrinsischen Bandanteilen mit Lig. radiotriquetrum dorsale, Lig. ulnotriquetrum und Lig. collaterale carpi ulnare (Schmidt u. Lanz 1992).

Der radiokarpale Gelenkabschnitt ist normalerweise nicht mit dem mediokarpalen Gelenkabschnitt verbunden, da durch zahlreiche interossäre Verbindungen eine Trennung zwischen proximaler und distaler Handwurzelreihe vorliegt. Diese Tatsache hat diagnostische Bedeutung, da es nach Bandverletzungen zu pathologischen Öffnungen kommen kann, die durch Kontrastmittelgabe in der Arthrographie nachgewiesen werden können.

Die Karpalknochen sind in Form, Größe und Beweglichkeit einzigartig. Schematisch kann jeder Karpalknochen als ein Kuboid angesehen werden, an dem entweder Bandverbindungen ansetzen oder Gelenkverbindungen zu benachbarten Knochen bestehen. Die randständigen Karpalknochen (Trapezium, Skaphoid, Hamatum und Triquetrum) weisen jeweils 3 Flächen für Bandverbindungen und 3 für Gelenkflächenkontakt auf. Im Gegensatz dazu findet sich bei den zentralen Knochen (Kapitatum, Trapezoideum, Lunatum) der dorsale und palmare Anteil mit Bandverbindungen besetzt, während die restlichen 4 Oberflächen von Knorpel überzogen sind. Mit Ausnahme des Os pisiforme und des Os hamatum finden sich keine Sehnenansätze an den Karpalknochen. Zusammengefasst gesehen ist der überwiegende Anteil der Karpalknochen entweder von Knorpel überzogen oder durch Bandansätze bedeckt.

Die proximale Gelenkfläche des Skaphoid weist einen kleineren Kurvenradius auf als diejenige des Lunatum (Kauer 1980). Dies ist bedingt durch die unterschiedlichen Krümmungsradien der korrespondierenden Radiusgelenkfläche. Die proximale Gelenkfläche des Triquetrum dagegen ist relativ flach, hat jedoch zum großen Teil keinen direkten Kontakt zu einer anderen Gelenkfläche proximal. Diese wird durch die horizontalen Knorpelfaserstrukturen des ulnokarpalen Komplexes gebildet, der den Ulnakopf bedeckt.

Das Mediokarpalgelenk stellt eine Kombination von 3 verschiedenen Gelenktypen dar. Radial korrespondiert die konvexe distale Oberfläche des Skaphoid mit der konkaven Gelenkfläche, die durch das Trapezium und Trapezoideum und den radialen Anteil des Kapitatum geformt werden. Der zentrale Teil des Mediokarpalgelenkes ist proximal konkav und wird durch die distalen Flächen des Skaphoid und des Lunatum gebildet. Distal weist er eine konvexe Form auf, die durch den Kopf des Kapitatum und variabel den proximalen Pol des Hamatum geformt wird. Der ulnare Anteil mit dem Gelenkabschnitt zwischen Triquetrum und Hamatum hat eine schraubenähnliche Form.

2.1.2
Karpale Bandsysteme

Nach den Vorstellungen von Lichtman (1997) ist der Karpus funktionell als ein unter Spannung stehendes dynamisches Ringsystem mit individueller Bewegungstendenz anzusehen. Diese Spannung wird durch ein komplexen Bandapparat aufrechterhalten, dessen Aufgabe es ist, die Karpalknochen in ihren Bewegungsrichtungen zu führen und das Bewegungsausmaß zu beschränken. Nach der Definition von Taleisnik (1976) werden die Bänder des Karpus in extrinsische und intrinsische Bänder eingeteilt. Die extrinsischen Bänder sind dadurch gekennzeichnet, dass sie fest mit der Gelenkkapsel verbunden sind, während die intrinsischen Bänder intraartikulär liegen und die Karpalknochen untereinander verbinden, woraus ihre nur kurze Faserlänge resultiert.

Extrinsische Bänder
Die extrinsischen Bänder sind auf der Beugeseite als Ausdruck der entwicklungsgeschichtlichen plantigraden Ausrichtung der Hand kräftiger als auf der Streckseite. Hervorzuheben ist das Lig. radioscaphocapitatum, welches einen Teil des distalen V-Bandes darstellt. Daneben verläuft das Lig. radiolunotriquetrum, welches zusammen mit dem Lig. ulnolunatum das proximale V-Band bildet (Abb. 2.1a). Zwischen beiden besteht eine Lücke, der sog. Poirier Raum. Die dorsalen Bandsysteme sind breitflächiger und dünner angelegt. Von Bedeutung sind hier das Lig. intercarpeum dorsale, welches ebenso wie das Lig. radiolunatum und radiotriquetrum dorsale zur ulnaren Seite der Handwurzel zieht. Die Mehrzahl der extrinsischen Bandsysteme weist nur geringe Anheftungspunkte im Bereich der proximalen Handwurzelreihe auf und setzt zum Großteil im Bereich der distalen Handwurzelreihe an (Berger et al. 1984, 1991). Hieraus resultiert eine vermehrte Beweglichkeit der proximalen Handwurzelreihe im Sinne eines zwischengeschalteten Segmentes mit Radius und Ulna proximal (Linscheid et al. 1972).

2.1 Anatomie

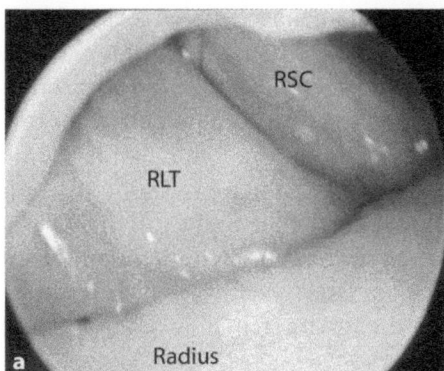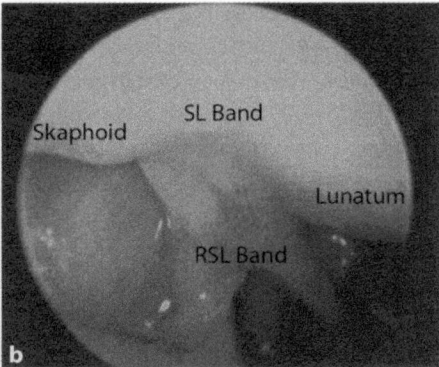

Abb. 2.1a,b. Arthroskopisches Bild eines rechten Handgelenkes. **a** Extrinsisches Bandsystem mit Lig. radioscaphocapitatum (RSC) und Lig. radiolunotriquetrum (RLT), **b** intrinsisches Bandsystem mit skapholunärem Band

Intrinsische Bänder

Die intrinsischen Bänder verbinden die einzelnen Handwurzelknochen untereinander. Im Bereich der distalen Handwurzelreihe handelt es sich um kurze, kräftige Bandstrukturen, die den Knochen, die sie vereinigen, keinerlei Freiheit lassen. Hierdurch wird aus der distalen Handwurzelreihe eine funktionelle Einheit geformt. Die beiden Bänder, Lig. scapholunatum (Abb. 2.1b) und Lig. lunotriquetrum, die die 3 Knochen der proximalen Handwurzelreihe verbinden, sind dagegen weniger gespannt und erlauben gewisse Freiheitsgrade (Kauer 1980; Mayfield 1984). Sie halten die proximale Reihe als flexible funktionelle Einheit zusammen, die sich als zwischengeschaltetes Segment kontinuierlich und harmonisch den Beanspruchungen anpassen kann, die von der distalen Reihe einerseits und Radius sowie ulnokarpalem Komplex andererseits ausgehen. Sowohl das Lig. scapholunatum als auch das Lig. lunotriquetrum bestehen im dorsalen und palmaren Bereich aus Bandstrukturen mit histologisch nachweisbaren Kollagenanteilen, die für die Stabilität entscheidend sind (Berger et al. 1982). Der zentrale Anteil hat membranösen Charakter mir fibrokartilaginären Bestandteilen (Berger 1996). Das skapholunäre Band ist im Bereich der Palmarseite länger als dorsal und nimmt hier einen mehr schrägen Verlauf ein, der eine Rotation zwischen den beiden Knochen Skaphoid und Lunatum ermöglicht (Sennwald et al. 1993). Das lunotriquetrale Band weist in seinem Verlauf dorsal und palmar kräftige Faserstrukturen auf. Der membranöse Teil der beiden Bandsysteme mit knorpeligem Überzug trennt das radiokarpale Gelenkkompartiment vom Mediokarpalgelenk.

Auf der Radialseite ist die proximale Reihe mit der distalen Reihe durch das Lig. scaphotrapeziotrapezoideum (STT-Ligament) verbunden (Abb. 2.4). Diese Fasern entspringen von der palmaren Oberfläche des distalen Skaphoidpols und verlaufen zur Palmarseite des Trapeziums und Trapezoideums. Ulnar davon verläuft das Lig. scaphocapitatum. Beide Bandsysteme spielen eine wichtige Rolle als Stabilisatoren des distalen Skaphoidpols. Auf der ulnaren Seite ist die proximale Reihe an die distale Reihe durch das Lig. triquetrohamatum und triquetrocapitatum gekoppelt. Zwischen Kapitatum und Lunatum finden sich keine intrinsischen Bandsysteme, so dass funktionell die beiden Handwurzelreihen durch die intrinsischen Bänder im Sinne eines Ringes zusammengehalten werden.

2.2
Konzepte der karpalen Stabilität

2.2.1
Historische Entwicklung

Bereits 1859 konnte Henke durch Studium an Leichenhänden die differenzierte gegenseitige Beweglichkeit der proximalen und distalen Handwurzelknochen nachweisen. Nach Entdeckung der Röntgenstrahlen im Jahr 1895 bestimmte Fick 1901 mit Hilfe von Funktionsaufnahmen die unterschiedliche Stellung der einzelnen Handwurzelknochen gegeneinander und kam zu dem Ergebnis, dass proximale und distale Handwurzelreihe jeweils eine starre Einheit formen und sich je nach Bewegungsrichtung gegeneinander verschieben. Die Analyse von einzelnen Verletzungsmustern machte jedoch deutlich, dass die proximale Handwurzelreihe nicht als starre Einheit anzusehen ist sondern sich als zwischengeschaltetes Segment den unterschiedlichen Bewegungen anpasst.

Gilford et al. (1943) beschrieb den Karpus als eine Gelenkkette mit 2 Drehachsen im Lunatum und Kapitatum (Abb. 2.2). Dieses Konzept wurde von Linscheid et al. (1972) weiterentwickelt mit dem Skaphoid als zusätzliche Kupplungsstange der Gliederkette. Eine Dorsalkippung des Lunatum resultiert erst bei sehr hohen Stauchungskräften mit gleichzeitiger Fraktur des Kahnbeines oder Ruptur des skapholunären Bandes. Navarro (1937) stellte

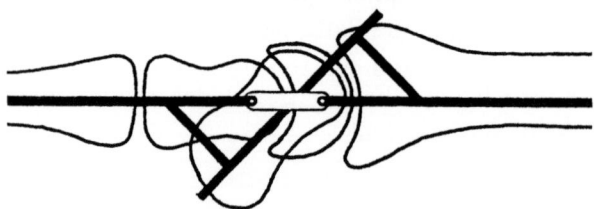

Abb. 2.2. Der Karpus als Gelenkkette mit dem Skaphoid als Stabilisator. (Nach Gilford et al. 1943, mod. nach Linscheid et al. 1972)

2.2 Konzepte der karpalen Stabilität

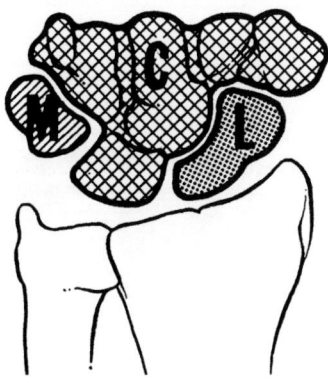

Abb. 2.3. Säulentheorie mit zentraler (C) lateraler (L) und medialer (M) Säule. (Nach Navarro 1937, mod. nach Taleisnik 1976)

eine Theorie auf, die den Karpus in 3 Säulen unterteilt. Nach seiner Vorstellung sind Lunatum, Kapitatum und Hamatum durch ein starkes Bändersystem vereinigt und formen die zentrale Säule für die Extension und Flexion. Skaphoid, Trapezium und Trapezoideum bilden die radiale und Triquetrum mit Pisiforme die ulnare Säule, die die Rotation bestimmen. Diese Theorie wurde von Taleisnik (1976) modifiziert, da das Skaphoid nicht fest mit Trapezium und Trapezoideum verbunden ist. Er schließt daraus, dass die beiden Drehachsen nur aus dem Skaphoid und dem Triquetrum bestehen und behält das Konzept der zentralen Säule mit der distalen Handwurzelreihe als horizontalen Balken und dem Kapitatum und Lunatum als vertikalen Balken in Form eines T bei (Abb. 2.3).

2.2.2
Ringkonzept

Der Theorie von Navarro und Taleisnik wird von Lichtman et al. (1981) widersprochen, da die proximale Reihe, insbesondere das Lunatum, nicht eng an das Kapitatum fixiert ist. Tatsächlich findet diese Theorie keine Stütze in der Anatomie, da zwischen diesen beiden Knochen keine Bandverbindungen bestehen und das Lunatum gegenüber dem Kapitatum frei beweglich ist (Sennwald 1987; Schmidt u. Lanz 1992). Ebenso erscheint es schwer verständlich sich das Skaphoid als Kupplungsstange zwischen proximaler und distaler Handwurzelreihe vorzustellen und der Gliederkettentheorie zu folgen. Kinematographische Analysen zeigen, dass sich die proximale Handwurzelreihe einschließlich dem Skaphoid abhängig von den einwirkenden Kräften als verformbare Einheit bewegt. In Radialduktion nimmt die gesamte proximale Reihe eine Flexionsstellung und in Ulnarduktion eine Extensionsstellung ein. Entscheidende Bedeutung bei dieser reziproken Bewegung kommt auf der radialen Seite dem STT-Gelenk und auf

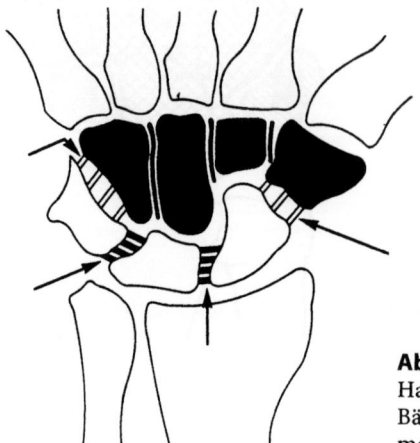

Abb. 2.4. Ringkonzept mit mobiler proximaler Handwurzelreihe, die durch die intrinsischen Bänder (*Pfeile*) stabilisiert wird. (Nach Lichtmann 1997)

der ulnaren Seite dem Gelenk zwischen Triquetrum und Hamatum zu, die durch ihre jeweiligen Bandverbindungen geführte Bewegungen erlauben. Radialduktion komprimiert das STT-Gelenk und zwingt das Skaphoid in Flexion, dem bei intakten interossären Bändern die gesamte proximale Reihe folgt. In Ulnarduktion findet eine gegensätzliche Bewegung statt und das Triquetrum gleitet an der schraubenförmigen Gelenkfläche des Hamatum in eine Streckstellung, der Lunatum und Skaphoid folgen. Die proximale Reihe beugt und streckt sich daher sowohl bei Extensions- und Flexionsbewegungen als auch bei Radial- und Ulnarduktion. Diese gegensätzlichen Bewegungstendenzen werden durch die Bandverbindungen und die jeweilige Form der Karpalknochen im Gleichgewicht gehalten. Zusammenfassend kann somit die proximale Reihe als Teil eines unter Spannung stehenden Ringes angesehen werden (Abb. 2.4, Lichtman 1997).

2.3
Karpale Instabilität

Knöcherne und ligamentäre Verletzungen der Handwurzel führen zu einer Störung des normalen Gleichgewichtes. Der Begriff Instabilität für den Bereich der Handwurzel erschien erstmals 1970 in einer Arbeit von Fisk, die sich mit der Instabilität der proximalen Reihe nach Skaphoidfraktur beschäftigt. 1972 wurde eine detaillierte Darstellung über die traumatische Instabilität des Handgelenkes aus der Mayo Klinik publiziert (Linscheid et al. 1972), die auf Achsenfehlstellungen eingeht und erstmals die Begriffe DISI ("dorsal intercalated segment instability") und VISI ("volar intercalated segment instability") definiert. Bei einem Bruch des Ringes im skapholunä-

2.3 Karpale Instabilität

ren Gelenkspalt folgt das Lunatum dem Triquetrum in eine Extensionsstellung (DISI-Deformität, Abb. 3.1). Im Falle einer Unterbrechung im lunotriquetralen Bereich folgt das Lunatum dem Skaphoid in eine Flexionsstellung (VISI-Deformität), nach der neuen Nomenklatur besser PISI ("palmar intercalated segment instability") genannt.

Nachfolgend wurden unterschiedliche Muster der Instabilität je nach Lokalisation und klinischem Erscheinungsbild beschrieben (Mayfield et al. 1980; Linscheid et al. 1983). Dobyns et al. (1985) teilen die karpalen Instabilitäten zusätzlich nach morphologischen Kriterien ein, je nachdem ob die intrinsischen Bandverbindungen komplett zerrissen oder intakt sind. Hieraus entstanden die Begriffe CID ("carpal instability dissociative") und CIND ("carpal instability nondissociative"). Die Unterbrechungen der proximalen Reihe nach Kahnbeinfraktur oder Zerreißung der skapholunären oder lunotriquetralen Bandverbindungen, die zu Fehlstellungen einzelner Karpalknochen untereinander führen, werden in die CID Kategorie eingestuft. Dagegen werden Instabilitäten zwischen der proximalen und distalen Reihe, die auf eine Insuffizienz der extrinsischen Bänder zurückzuführen sind, in die CIND Kategorie eingestuft (Dobyns 1992).

Ausgehend von diesen Definitionen wurde der Begriff Instabilität zunächst als Synonym für Achsenfehlstellung angesehen und ein Handgelenk als instabil eingestuft, wenn eine nachweisbare Veränderung der Achsenstellung in der frontalen oder seitlichen Ebene nachweisbar war (Mayfield 1984). Dies hat jedoch nicht selten zur Verwirrung beigetragen, da es schien, dass Instabilität lediglich anhand der konventionellen Röntgenbilder zu diagnostizieren sei. Die Tatsache, dass bei angeborenen lockeren Bandverbindungen Achsenfehlstellungen nachweisbar sind die klinisch keinerlei Beschwerden verursachen während ein Handgelenk mit regelhafter Achsenstellung erhebliche klinische Beschwerden verursachen kann, da es erst unter Belastung zu einer gravierenden Fehlstellung kommt, stellte dieses Konzept zunehmend in Frage. Es erscheint somit offensichtlich, dass der Begriff Instabilität nicht als Synonym für Achsenfehlstellung generell eingesetzt werden kann, da eine eingetretene Fehlstellung wie der karpale Kollaps einen zwar pathologischen aber stabilen Zustand repräsentieren kann.

Ausgehend hiervon wurde Instabilität als die Unfähigkeit eines Handgelenkes definiert, physiologische Belastungen zu übertragen, ohne die normale Achsenstellung zu verlieren. Diese Definition berücksichtigt allerdings nur einen Teilaspekt, da sie sich auf die Kraftübertragung beschränkt. Sennwald et al. (1993) konnten in ihren Untersuchungen über karpale Instabilität bei der skapholunären Bandverletzung nachweisen, dass zwar am Anfang und Ende eines Bewegungsablaufes röntgenologisch eine korrekte Achsenstellung der Karpalknochen nachweisbar ist, jedoch innerhalb der Bewegung pathologische Fehlstellungen nachweisbar sind, so dass neben der

Belastung auch die Kinematik der Karpalknochen entscheidend ist. Sie schlugen daher vor, den Begriff Instabilität durch karpale Dysfunktion zu ersetzen. Aus historischen Gründen erscheint es jedoch sinnvoll, den Begriff Instabilität weiter zu verwenden, ihn aber präziser zu definieren.

Von Zdravkovic et al. (1995) wurde folgende Definition für Stabilität und die daraus resultierende Instabilität vorgeschlagen: "Stabilität ist die Fähigkeit eines Gelenkes, ein regelhaftes Gleichgewicht zwischen den einzelnen Gelenken unter physiologischer Belastung während des vollen Bewegungsumfanges aufrecht zu erhalten". Stabilität beinhaltet somit die Fähigkeit, funktionelle Belastungen ohne plötzliche Veränderungen auf die Knorpelflächen zu übertragen und über das gesamte Bewegungsausmaß eine regelhafte interkarpale Achsenstellung aufrechtzuerhalten. Wenn ein stabiles Handgelenk zunehmend belastet wird, steigt die Belastung am Gelenkknorpel gleichmäßig ohne unerwartete Druckspitzen an, unabhängig von der jeweiligen Bewegungsstellung. Wird ein stabiles Handgelenk, egal in welche Richtung, bewegt, treten keine plötzlichen Änderungen in der karpalen Achsenstellung über den gesamten Bewegungsumfang auf. Der Begriff Instabilität fasst somit ungleichmäßige Kraftübertragungen (Dyskinetik) und abnorme Beweglichkeit (Dyskinematik) zusammen.

Diese Definition kann für die unterschiedlichsten karpalen Instabilitäten unabhängig von ihrer Ursache eingesetzt werden. Beispielsweise kann ein Handgelenk mit einer Zerreißung des skapholunären Bandes zunächst eine völlig normale Achsenstellung aufweisen, wenn es nicht belastet wird. Unter Belastung ist es jedoch unfähig, dieses Gleichgewicht aufrecht zu erhalten. Es resultiert eine Fehlstellung des Skaphoids mit Palmarflexion und eine Dorsalrotation des Lunatum in Extensionsstellung. Ebenso können avaskuläre Knochennekrosen (z. B. Lunatummalazie) oder die rheumatoide Arthritis zu einer Formveränderung der Karpalknochen oder zu einer Funktionsstörung der Bandsysteme führen und dadurch eine Instabilität verursachen (Garcia-Elias 1997).

3 Der posttraumatische karpale Kollaps

3.1
Ursachen

Skaphoid, Lunatum und Triquetrum stellen eine mechanische Einheit dar, die durch interossäre Ligamente zusammengehalten wird und als zwischengeschaltetes bewegliches Segment anzusehen ist. Die distale Handwurzelreihe weist dagegen kaum Beweglichkeit auf und kann als einheitlicher Block betrachtet werden. Durch die Achse der Kraftübertragung und die Form der Gelenkflächen resultieren natürliche Bewegungstendenzen, die zum Tragen kommen, wenn diese Kontinuität der proximalen Handwurzelreihe ligamentär oder knöchern unterbrochen ist (Abb. 3.1). Sowohl die instabile Kahnbeinpseudarthrose als auch die skapholunäre Dissoziation führen zu einem Aufbrechen dieses karpalen Ringgefüges und damit zu einer Instabilität (CID).

Aufgrund der palmaren Inklination der Radiusgelenkfläche und der achsenasymmetrischen Kraftübertragung, die durch die dorsale Lage der Längsachse des Kapitatum im Vergleich zur Längsachse des Lunatum bedingt ist, hat das Lunatum die Tendenz, nach palmar aus der Handwurzel

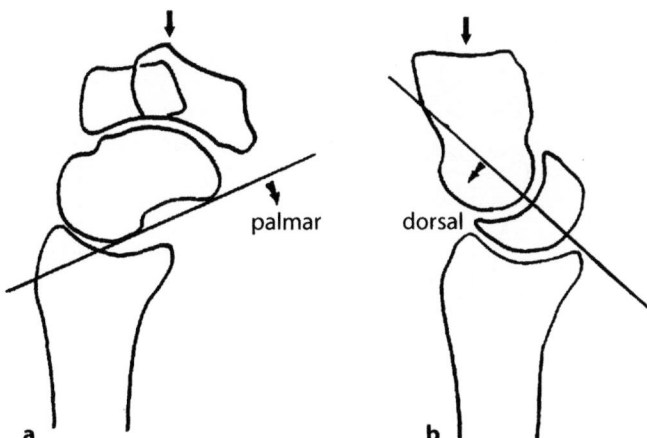

Abb. 3.1 a,b. Natürliche Bewegungstendenzen der Karpalknochen. **a** Skaphoid nach palmar, **b** Lunatum nach dorsal

zu gleiten und gleichzeitig nach dorsal in Extension zu rotieren (Abb. 3.1). Diese Tendenz wird zusätzlich durch die keilförmige Gelenkfläche des Lunatum verstärkt (Kauer 1980). Die natürliche Bewegungstendenz des Skaphoid dagegen weist in Richtung Flexion infolge seiner palmar geneigten Lage zwischen Radius einerseits und Trapezium und Trapezoideum andererseits. Hierdurch resultiert ein Aufweiten des Winkels zwischen den Längsachsen des Skaphoid und Lunatum (skapholunärer Winkel) der im Normalfall zwischen 40° und 70° beträgt (Abb. 3.2; Linscheid et al. 1972). Durch das Proximaltreten des Kapitatumkopfes wird der der karpalen Kollaps manifest.

Nachfolgende arthrotische Veränderungen aufgrund des karpalen Kollapses werden nach Watson u. Ballet (1984) als SLAC-Wrist ("scapholunate advanced collapse") bezeichnet. Bis zum Vollbild des posttraumatischen karpalen Kollapses werden jedoch unterschiedliche Schweregrade der Arthrose beobachtet, die im Hinblick auf die therapeutischen Möglichkeiten eine differenzierte Betrachtungsweise erfordern. Da sich die knöcherne Verletzung (Kahnbeinfraktur bzw. Pseudarthrose) bis zum Vollbild des karpalen Kollapses anders verhält als die rein ligamentäre Verletzung (skapholunäre Dissoziation), ist es sinnvoll nach ihrer Ursache eine Unterscheidung in SLAC-Wrist ("scapholunate advanced collapse") nach skapholunärer Dissoziation und in SNAC-Wrist ("scaphoid nonunion advanced collapse") zu treffen (Krakauer et al. 1994; Krimmer et al. 1997).

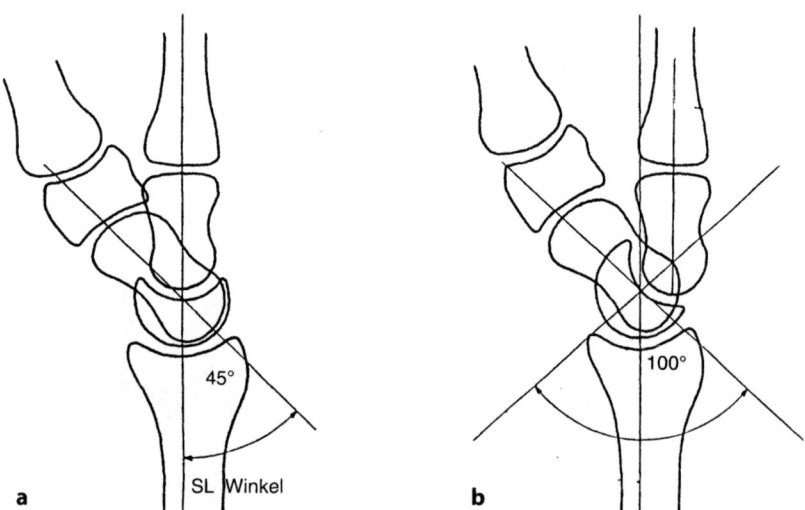

Abb. 3.2 a Normalstellung der karpalen Achsen, **b** DISI-Deformität mit Aufweitung des skapholunären Winkels (SL)

3.2
SLAC-Wrist

Beim Vollbild der skapholunären Dissoziation ist das Lig. scapholunatum vollständig gerissen. Hierdurch entsteht eine ligamentäre Unterbrechung der proximalen Handwurzelreihe zwischen Skaphoid und Lunatum und die erwähnten natürlichen Bewegungstendenzen dieser beiden Knochen kommen zum Tragen. Das Skaphoid nimmt eine Flexionsstellung ein, die aufgrund der ovalären Form des Skaphoid und der elliptischen Form der korrespondierenden Radiusgelenkfläche zur Verkantung des distalen Anteiles mit dem Processus styloideus radii und des proximalen Anteiles mit der dorsalen Radiusgelenkfläche führen.

Hier entstehen auch die ersten arthrotischen Veränderungen, die mit zunehmender Dauer den gesamten radioskaphoidalen Gelenkabschnitt erfassen (Abb. 3.3). Das Lunatum nimmt eine Extensionsstellung ein unter Dorsalkippung der Achse und gleichzeitiger palmarer Translation. In Zusammenhang mit der Flexion des Skaphoid kommt es zum Proximaltreten des Kapitatum mit Verschiebung nach radial. Die karpale Höhe wird vermindert, der Karpus kollabiert. Die daraus resultierende Reduzierung der Kontaktflächen lässt bei der Kraftübertragung einen Druckanstieg im

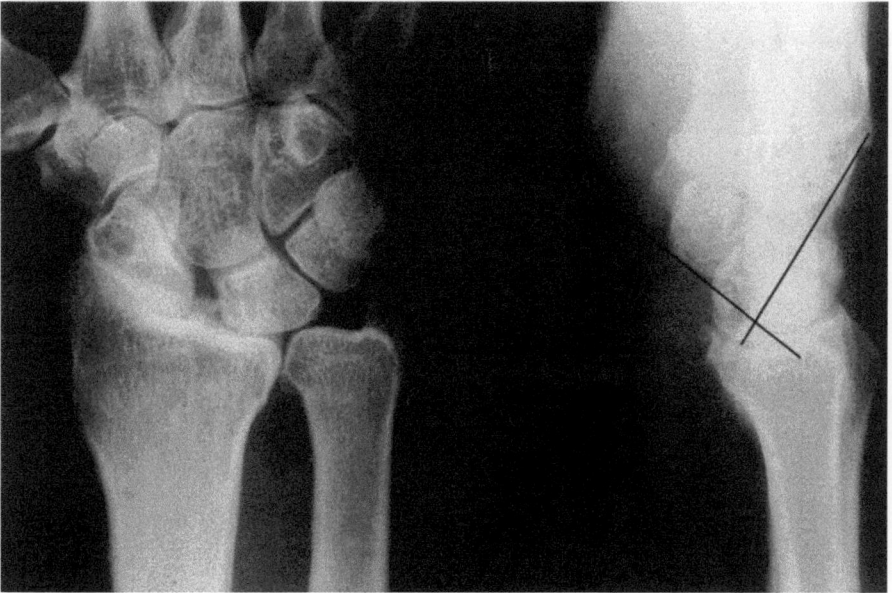

Abb. 3.3. SLAC-Wrist Stadium II mit radioskaphoidaler Arthrose in der d. p.-Aufnahme und DISI-Deformität Lunatum von 40° mit Aufweitung des skapholunären Winkels auf 80° im seitlichen Strahlengang

mediokarpalen Gelenkabschnitt entstehen (Viegas et al. 1991). Hierdurch kommt es langfristig zur Ausweitung der Arthrose nach mediokarpal mit Knorpelabrieb im Bereich des Kapitatumkopfes und degenerativen Randzacken an der Hinterkante des Lunatum. Es zeigt sich das Vollbild des SLAC-Wrist (Abb. 1.1b). Die radiolunäre Gelenkfläche ist dagegen nahezu immer von der Arthrose ausgespart infolge der sphärischen Form der Gelenkflächen, die trotz der Fehlstellung des Lunatum nicht zu einer wesentlichen Reduzierung, sondern lediglich zur Verlagerung der Knorpelkontaktflächen nach dorsal führt.

3.3
SNAC-Wrist

Bei der knöchernen Unterbrechung der proximalen Handwurzelreihe nimmt das distale Fragment eine Flexionsstellung ein während das proximale Fragment durch die straffe Koppelung mit dem skapholunären Band an das Lunatum zusammen mit diesem eine Extensionsstellung einnimmt. Hierdurch resultiert eine Verkantung des distalen Fragmentes mit dem Pro-

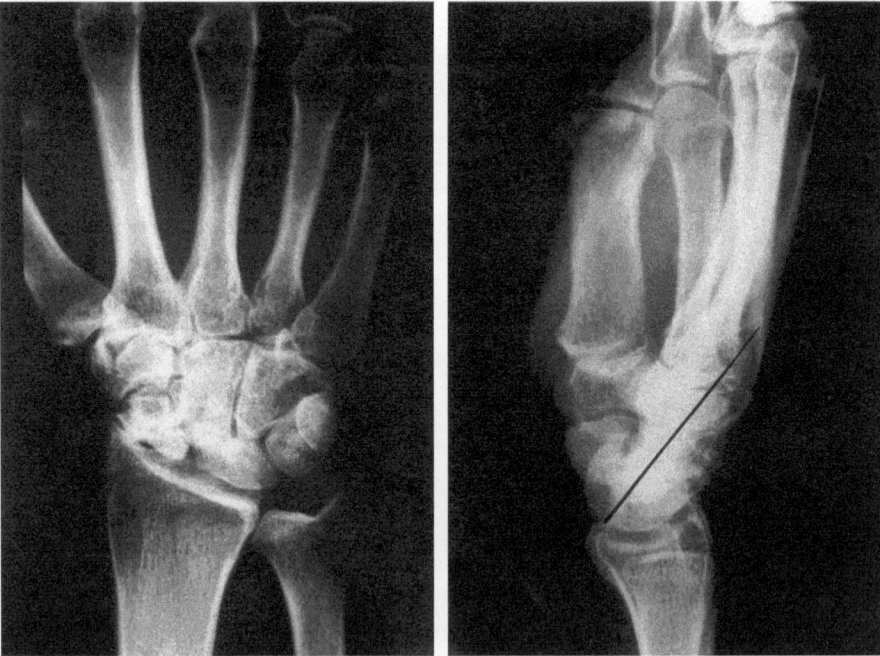

Abb. 3.4. SNAC-Wrist Stadium III, in der d. p.-Aufnahme. Arthrose am distalen Skaphoidfragment und Kapitatumkopf, im seitlichen Strahlengang DISI-Deformität des Lunatum von 45°

cessus styloideus radii, an dem die ersten arthrotischen Veränderungen entstehen. Im weiteren Verlauf erfasst die Arthrose zunehmend die radioskaphoidale Gelenkfläche, jedoch stets nur bis zur Pseudarthrosenzone. Das proximale Fragment dagegen wirkt funktionell wie ein Teil des Lunatum und bleibt von der Arthrose ausgespart. Das Tiefertreten zusammen mit Radialverschiebung des Kapitatum verläuft analog zum SLAC-Wrist. Die langfristig sich entwickelnde Arthrose im mediokarpalen Gelenkabschnitt betrifft hier neben dem kapitolunären Gelenk zusätzlich den Gelenkanteil zwischen Kapitatumkopf und proximalen Skaphoidfragment (Abb. 3.4).

3.4 Klinik

3.4.1 Stadieneinteilung

Wie aus diesen Ausführungen hervorgeht, ist das Ausmaß der Arthrose im radioskaphoidalen Gelenkabschnitt unterschiedlich ausgeprägt und eine mediokarpale Arthrose keinesfalls grundsätzlich bei einem SLAC- oder SNAC-Wrist vorhanden. Im Hinblick auf therapeutische Verfahren und ihre Vergleichbarkeit ist daher eine Einteilung nach Schweregrad der Arthrose sinnvoll. Von Watson u. Ruy (1986) wurde eine Einteilung in 3 Stadien vorgeschlagen, die mittlerweile zunehmend Akzeptanz erfährt (Tomaino et al. 1994, Krakauer et al. 1994, Krimmer et al. 1997).

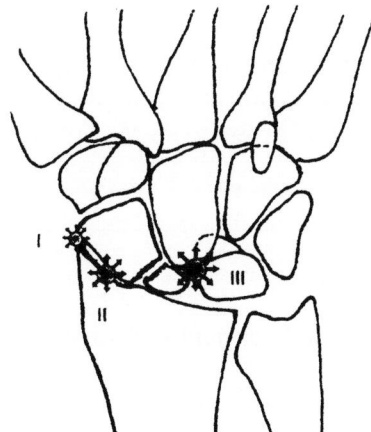
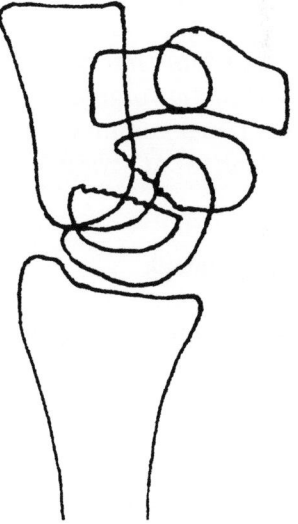

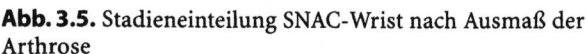

Abb. 3.5. Stadieneinteilung SNAC-Wrist nach Ausmaß der Arthrose

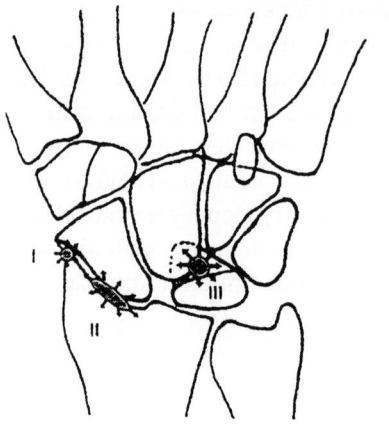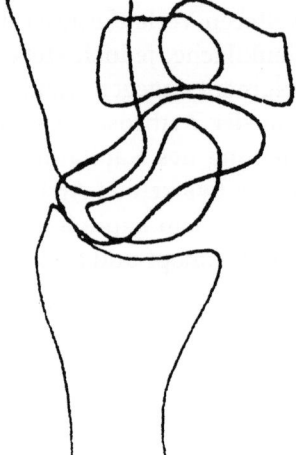

Abb. 3.6. Stadieneinteilung SLAC-Wrist nach Ausmaß der Arthrose

Für die SNAC Situation (Abb. 3.5) ist der Ausdruck Stadium korrekt, da die Arthrose am Processus styloideus radii beginnt (Stadium I, Abb. 3.7a) und mit zunehmender Dauer den radioskaphoidalen Gelenkabschnitt zwischen distalem Fragment und Radius erfasst (Stadium II). Später kommt es zur Arthrose zwischen Kapitatumkopf und den korrespondierenden Gelenkflächen des Lunatum sowie des proximalen Skaphoidfragmentes (Stadium III, Abb. 3.4).

In der SLAC Situation (Abb. 3.6) dagegen beginnt die Arthrose zwischen der dorsalen Radiusgelenkfläche und dem verkanteten proximalen Skaphoidpol, entsprechend Stadium II (Abb. 3.3). Eine isolierte, auf den Processus styloideus radii beschränkte Arthrose, entsprechend Stadium I ist dagegen nur selten zu beobachten. Der Begriff Stadium, der ein Durchlaufen beinhaltet, ist daher nur mit Einschränkung zutreffend. Zur Vereinheitlichung sollte jedoch die vorgeschlagene Einteilung angewendet werden. Mit zunehmender Dauer kommt es dann zur Ausweitung der Arthrose in das Mediokarpalgelenk (SLAC-Wrist Stadium III, Abb. 3.6).

3.4.2
Symptomatik

Belastungsabhängige Schmerzen mit Schwellung über dem radioskaphoidalen Gelenkabschnitt und schmerzbedingte Kraftminderung führen den Patienten zum Arzt. Nicht selten ist ein Bagatelltrauma vorausgegangen, welches zur Aktivierung der bisher kompensierten Beschwerden geführt hat, umso mehr ist der Patient über den Grad der bereits vorhandenen Arthrose bestürzt. Anamnestisch ist nur in ca. der Hälfte der Patienten der eigentliche

Unfallzeitpunkt zu erfahren, der dann viele Jahre zurückliegt. Die Tatsache, dass zunächst keine weitere Abklärung erfolgte, ist auf die meist gering ausgeprägte klinische Symptomatik und häufig mangelnde Kenntnisse über die Bandverletzungen der Handwurzel zurückzuführen. Immer dauert es Jahre, bis das Vollbild des karpalen Kollaps mit den entsprechenden arthrotischen Veränderungen vorliegt.

3.4.3
Diagnostik

Zunächst erfolgt die klinische Untersuchung des Handgelenkes mit Erfassung der Schmerzlokalisation, Beweglichkeit und Grobkraft. Für die weitere Diagnostik sind meistens Röntgenaufnahmen im dorsopalmaren und seitlichen Strahlengang ausreichend. In Ausnahmefällen, wenn es um die Abgrenzung des Stadiums I zum Stadium II geht oder um die Frage, ob bereits eine mediokarpale Arthrose eingetreten ist, kann ergänzend eine Computertomographie oder Arthroskopie des Handgelenkes erforderlich werden. Bei der Computertomographie ist es wichtig, die Schnittführung exakt vorzugeben. Zur Beurteilung müssen Dünnschichtschnitte in axialer und orthograd longitudinaler Richtung des Skaphoid vorgenommen werden, da Sagittalschnitte wenig Aussagekraft haben (Krimmer et al. 1992; Schmitt u. Lanz 1997). Mit Hilfe der Arthroskopie ist eine sichere Beurteilung der Knorpeloberfläche sowohl radiokarpal als auch mediokarpal möglich. In Abhängigkeit davon kann die adäquate Therapie geplant und in gleicher Sitzung durchgeführt werden. Konventionelle Schichtaufnahmen und die Kernspintomographie sind nur bei speziellen Fragestellungen angezeigt.

3.4.4
Therapie

In Stadium I des karpalen Kollapses sollte auch bei gering ausgeprägter klinischer Symptomatik eine operative Intervention erfolgen, da hier noch rekonstruktive Maßnahmen mit Erhaltung der ursprünglichen Gelenkfunktionen möglich sind. Beim SNAC-Wrist kann das Kahnbein nach Resektion der Pseudarthrose durch Interposition eines Knochenblocks rekonstruiert und die vorliegende Arthrose durch Resektion des Processus styloideus radii angegangen werden. Auch wenn hierbei die Aufrichtung des Lunatum nicht vollständig gelingen sollte, ist bei knöchernem Durchbau der Pseudarthrose ein stabiler Zustand erreicht und ein weiteres Fortschreiten der Arthrose nicht zu befürchten (Abb. 3.7). In den seltenen Fällen des SLAC-Wrist mit isolierter Arthrose im Bereich des Processus styloideus radii kann durch eine Bandplastik mit gleichzeitiger Resektion des Processus styloi-

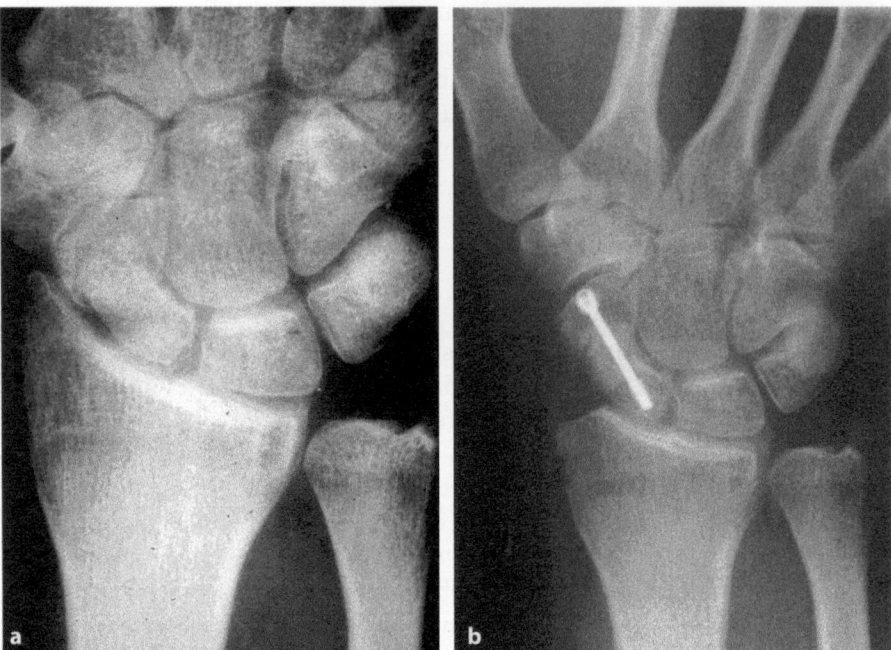

Abb. 3.7. a SNAC-Wrist Stadium I mit Arthrose Processus styloideus radii, **b** operative Therapie durch Rekonstruktion des Skaphoid mit gleichzeitiger Resektion des Processus styloideus radii

deus radii eine Stabilisierung erfolgen. Alternativ wäre eine Teilarthrodese mit Fixation des Skaphoid an das Trapezium und Trapezoideum (STT-Fusion) oder an das Kapitatum zu erwägen (Watson u. Hempton 1980; Buck-Gramcko 1985).

Im Stadium II dagegen sind rekonstruktive Maßnahmen nicht mehr indiziert, da die von der Arthrose betroffenen Gelenkabschnitte weiterhin einer Belastung ausgesetzt wären. In dieser Situation können sog. Rettungsoperationen ("salvage procedures") vorgenommen werden. Sie basieren auf dem Prinzip, die von der Arthrose betroffenen Gelenkabschnitte auszuschalten und damit eine Funktionsverbesserung mit Schmerzreduzierung zu bewirken. Da hierdurch die Beweglichkeit mehr oder minder eingeschränkt wird, sollte diese Maßnahme nur bei entsprechender klinischer Symptomatik (Schmerz, Kraftminderung) durchgeführt werden. Entscheidungshilfe ist in erster Linie die Aussage des Patienten und erst in zweiter Linie das Röntgenbild. Im Stadium II kommen die mediokarpale Teilarthrodese mit vollständiger Entfernung des Skaphoid oder die Entfernung der proximalen Handwurzelreihe ("proximal row carpectomy", Inglis u. Jones 1977) als bewegungserhaltende Verfahren in Betracht.

Im Stadium III ist die Entfernung der proximalen Handwurzelreihe wenig erfolgversprechend, da dieses Verfahren einen intakten Kapitatumkopf voraussetzt. Die mediokarpale Teilarthrodese ist dagegen weiterhin sinnvoll, da hierdurch die arthrotischen Gelenkflächen sowohl radioskaphoidal als auch mediokarpal ausgeschaltet werden und lediglich das in der Regel von der Arthrose ausgeschlossene radiolunäre Gelenk weiterhin belastet wird und für die Aufrechterhaltung einer Restbeweglichkeit sorgt.

Die Handgelenksdenervation kann in allen Stadien begleitend durchgeführt werden. Sie hat jedoch nur palliativen Charakter, da das Fortbestehen der Instabilität mit zunehmender Arthrose erneute Beschwerden erwarten lässt. Die Handgelenksprothese, die beim Rheumatiker eine gute Alternative darstellt, muss beim posttraumatischen karpalen Kollaps aufgrund der bei stärkerer Belastung zu erwartenden Stabilitätsprobleme Ausnahmefällen vorbehalten werden. Die Totalarthrodese des Handgelenkes stellt um den Preis des völligen Verlustes der Beweglichkeit die letzte therapeutische Möglichkeit dar. Allerdings bleibt zu berücksichtigen, dass auch die Totalarthrodese keine Garantie für eine völlige Schmerzfreiheit bietet.

Tabelle 3.1. Stadienabhängige Therapie des karpalen Kollaps

Stadium	SNAC-Wrist	SLAC-Wrist
I	Rekonstruktion des Skaphoid und Styloidektomie	Bandplastik, STT-Fusion, SC-Fusion
II	Mediokarpale Teilarthrodese Proximal Row Carpectomy Totalarthrodese	
III	Mediokarpale Teilarthrodese Totalarthrodese	

4 Die mediokarpale Teilarthrodese des Handgelenkes

4.1
Indikation und Therapiekonzept

Beim fortgeschrittenen karpalen Kollaps können die klinischen Beschwerden zunächst auch bei schweren arthrotischen Veränderungen nur gering ausgeprägt sein, bis dann innerhalb eines kurzen Zeitraumes ausgeprägte Funktionseinschränkungen auftreten. Der symptomatische Patient ist dadurch gekennzeichnet, dass er über Schwellung und Schmerz klagt, der hauptsächlich auf den radioskaphoidalen Gelenkanteil projiziert wird. Hieraus resultiert eine erhebliche Kraftminderung mit Funktionseinschränkung wobei die Mobilität des Handgelenkes häufig noch relativ gut ist, so dass der Vorschlag einer Totalarthrodese für den Patienten nur schwer zu akzeptieren ist. Will man daher den Patienten nicht lediglich mit einer Handgelenksmanschette versorgen, kann man ihm mit der mediokarpalen Teilarthrodese eine Alternative anbieten. Sie führt infolge der Ausschaltung der arthrotischen Gelenkflächen zu einer weitgehenden bis völligen Schmerzreduktion mit Aufrechterhaltung einer Restbeweglichkeit.

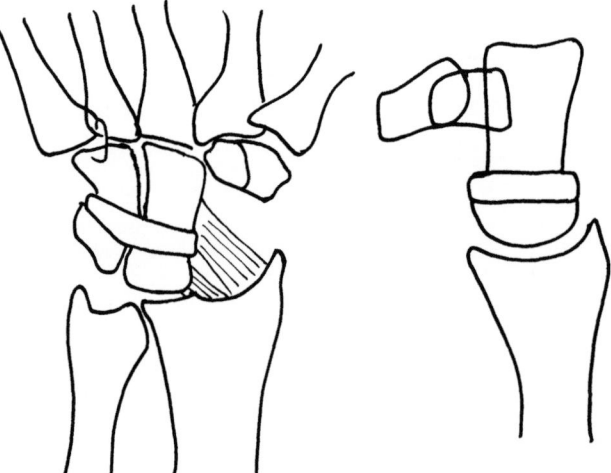

Abb. 4.1. Schematische Darstellung der mediokarpalen Teilarthrodese

4.1 Indikation und Therapiekonzept

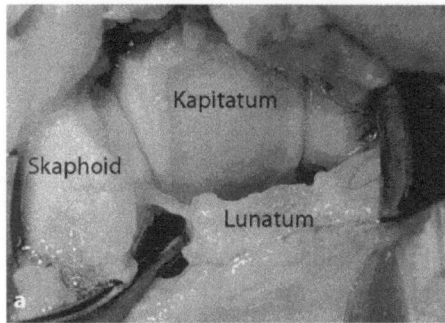
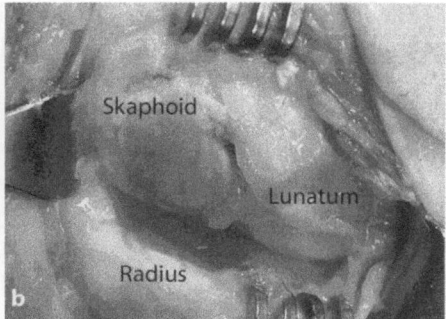

Abb. 4.2a,b. SLAC-Wrist Stadium III. **a** Intraoperativ klaffender skapholunärer Spalt mit Arthrose am Kapitatumkopf, **b** radioskaphoidale Arthrose, radiolunärer Gelenkabschnitt intakt

Seit der Erstbeschreibung von Watson 1981 wurde die Methode weiterentwickelt mit Verbesserung der klinischen Resultate (Krimmer et al. 1992; Ashmead et al. 1994; Krimmer et al. 1996). Anfänglich befürchtete Stabilitätsprobleme nach kompletter Entfernung des Skaphoid haben sich nicht bestätigt, so dass sowohl der prothetische Ersatz als auch das Belassen von distalen Skaphoidanteilen aufgegeben wurde, da dies häufig zu Problemen infolge Silikonsynovialitis oder einem "impingement" am Processus styloideus radii führte. Grundgedanke dieser Operation war es, den kollabierten Karpus durch Fusion der zentralen Säule wieder aufzurichten. Der Einschluß von Hamatum und Triquetrum hat keinen negativen Einfluss auf die Beweglichkeit, so dass die Arthrodese zur besseren Stabilität im Sinne einer "four corner fusion" (Watson 1990) erweitert wurde.

Es ist wichtig zu wissen, welche Gelenkflächen intakt und welche beschädigt sind. Während das Radioskaphoidalgelenk und der mediokarpale Gelenkabschnitt zwischen Kapitatum, Lunatum und Skaphoid erhebliche arthrotische Veränderungen aufweisen, sind die Gelenkflächen zwischen Radius mit ulnokarpalem Komplex proximal und Lunatum und Triquetrum distal fast immer erhalten (Abb. 4.2).

Ziel ist es daher, das Handgelenk so zu stabilisieren, dass Bewegung und Belastung in diesen erhaltenen Gelenkflächen ablaufen können. Erreicht werden kann dies durch die Realisierung folgender praktischer Aspekte:

- Beseitigung der arthrotischen Gelenkflächen durch komplettes Entfernen des Skaphoid und Arthrodese im Mediokarpalgelenk,
- Aufrichtung des kollabierten Karpus durch Korrektur der Achsenfehlstellung des Lunatum (DISI-Position) und der radialen und proximalen Translokation des Kapitatum.

Diese Maßnahmen straffen den radiokarpalen Bandapparat und sichern die Stabilität nach Exzision des Skaphoid (Abb. 4.1, 4.3).

4.2
Technik

Der Zugang erfolgt durch einen leicht s-förmig geschwungenen Hautschnitt über der Streckseite des Handgelenkes. Nach Eröffnung des 2., 3. und 4. Strecksehnenfaches wird die Handgelenkskapsel über dem Mediokarpalgelenk eröffnet. Danach wird das Skaphoid unter Schonung der A. radialis und der palmaren Bandstrukturen vollständig entfernt. Beim Entknorpeln des Mediokarpalgelenkes ist darauf zu achten, dass spongiöser Knochen mit Blutungspunkten erkennbar ist, da ansonsten die Entwicklung einer Pseudarthrose zu befürchten ist. In den entknorpelten Bereich kann wahlweise ein Spongiosablock vom Beckenkamm oder Spongiosa von der Radiuskonsole eingebracht werden.

Entscheidende Bedeutung kommt dem Repositionsmanöver zu (Abb. 4.4). Die Aufrichtung des Lunatum kann durch einen von dorsal eingebrachten Kirschner-Draht erleichtert werden. Zusätzlich ist auf die Korrektur der radialen Translokation des Kapitatum, die meistens erheblicher Kraftanstrengung bedarf, zu achten. Die Fixation erfolgt, je nach Stabilität mit zwei bis drei 1,6 mm Kirschner-Drähten, ohne das Radiokarpalgelenk zu blockieren. Diese Drähte werden subkutan versenkt, wobei darauf zu achten ist, dass die Strecksehnen nicht durch sie irritiert werden. Eine intraoperative Röntgenkontrolle zur Dokumentation des Repositonsergebnisses und der Lage der Kirschner-Drähte ist unverzichtbar. Nach einer Ruhigstellung im zirkulären Unterarmgipsverband für 6 Wochen, wird nach röntgenologisch nachgewiesenem knöchernem Durchbau mit Krankengymnastik begonnen. Die Kirschner-Drähte werden nach 8 bis 10 Wochen in Lokalanästhesie entfernt.

4.3
Kontraindikationen

Da nach einer mediokarpalen Teilarthrodese die hauptsächliche Kraftübertragung im radiolunären Gelenk erfolgt, schließen arthrotische Veränderungen in diesem Bereich diese Operation aus. Für die Stabilisierung des Restkarpus kommt den palmaren radiokarpalen Bändern entscheidende Bedeutung zu. Eine ulnare Translokation (Abb. 4.5), die als indirektes Zeichen einer Insuffizienz dieser Bandsysteme zu werten ist, gilt daher ebenso als Kontraindikation wie die Chondrokalzinose, die ebenfalls mit einer Destruktion dieser Bandsysteme einhergeht (Garcia-Elias 1997).

4.2 Technik

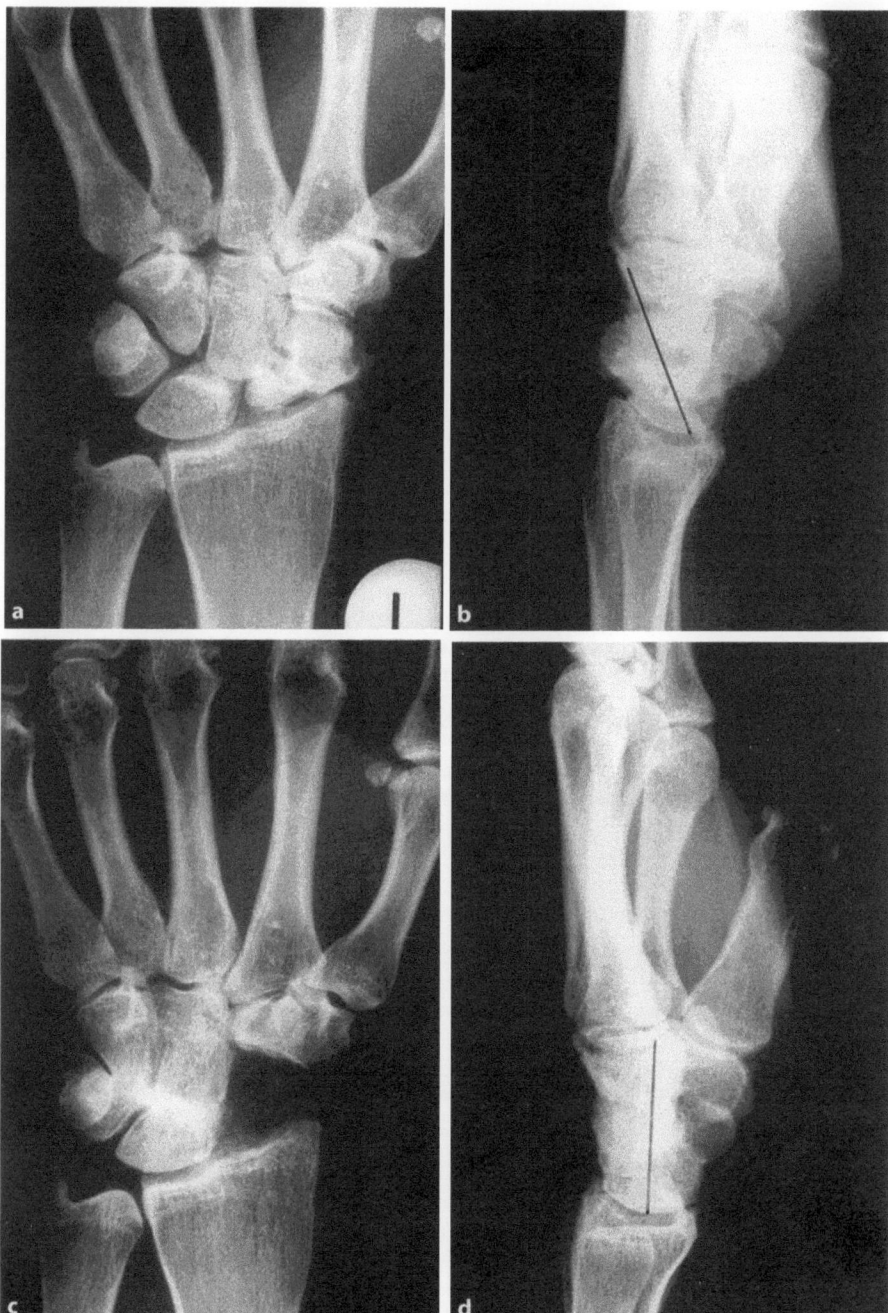

Abb. 4.3a–d. Präoperativer radiologischer Befund: **a** SNAC-Wrist Stadium III, **b** DISI-Deformität Lunatum, **c** mediokarpale Teilarthrodese mit Korrektur Translokation Kapitatum, **d** Aufrichtung Lunatum

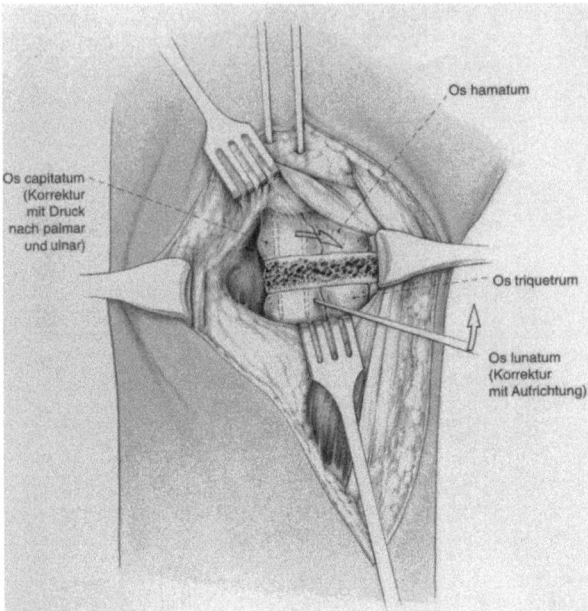

Abb. 4.4. Intraoperatives Schema der Karpusreposition bei Durchführung der mediokarpalen Teilarthrodese mit Kirschner-Draht im Lunatum als Repositionshilfe ("joy stick"). (Aus Krimmer et al. 1996)

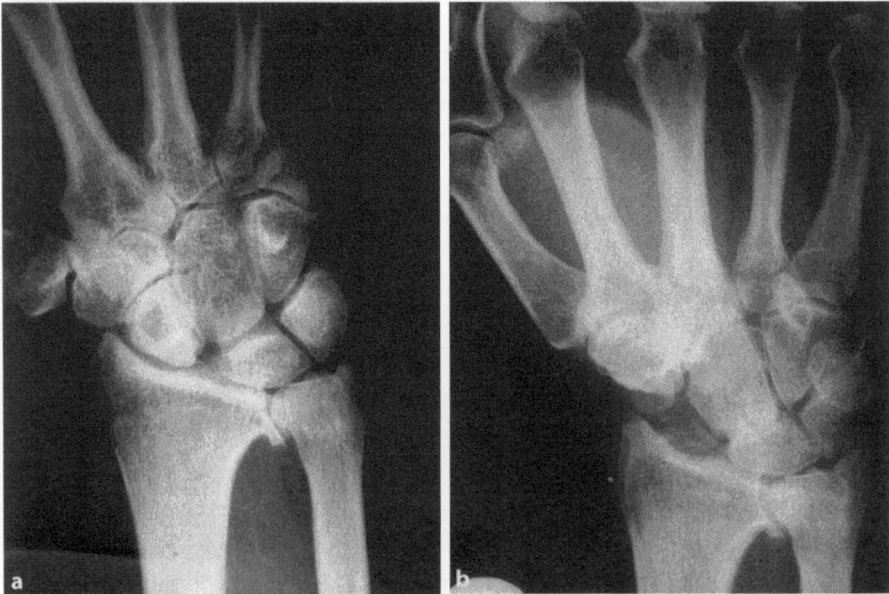

Abb. 4.5. a Präoperativ ulnare Translokation bei SLAC-Wrist, **b** nach mediokarpaler Teilarthrodese Fehlstellung mit Maximum der Kraftübertragung am ulnokarpalen Komplex

5 Kraftübertragung im Handgelenk

5.1
Messmethoden

Die Kräfte, die auf das Handgelenk einwirken, sind das Resultat direkter Belastungen von außen und von Kräften, die durch die Beuge- und Streckmuskulatur des Handgelenkes und der Finger hervorgerufen werden. Aufgrund der Komplexität der Geometrie des Karpus, die in Abhängigkeit von der Position und Funktion einer ständigen Änderung unterworfen ist, gestaltet sich die Erfassung der Kraftübertragung durch die 8 Karpalknochen auf den Radius und die Ulna als außerordentlich schwierig. Darüber hinaus muss noch der Einfluss des extrinsischen und intrinsischen Bandsystems berücksichtigt werden, das die Kräfte über den gesamten radiokarpalen und ulnokarpalen Komplex verteilt. Während der letzten Jahre wurden zahlreiche Versuche unternommen, die Kraftübertragung im Bereich der einzelnen Gelenkabschnitte zu messen.

Zur Evaluation der auftretenden Kräfte wurden experimentelle und analytische Methoden erforscht. Viegas et al. (1991) setzten hierzu Druckmessfolien ein (Fuji-druckempfindliche Filme), während von Hara et al. (1992) druckempfindliche elektronische Gummimessstreifen verwendet wurden. Die Übertragung dieser Messergebnisse auf den Lebenden sind allerdings nur mit Einschränkungen möglich, da es sich um rein statische Momentanmessungen an Präparaten handelt. Die Notwendigkeit, eine Arthrotomie durchzuführen, um die Filmmessfolien einzubringen, und die Dicke der Filmmessstreifen selbst kann bereits zu einer Änderung der Kraftübertragung führen. Trotz dieser Einschränkungen haben diese Messungen einen gewissen Aufschluß über die Kraftübertragung am Handgelenk erbracht. Viegas et al. (1987, 1993) fanden im radiokarpalen Gelenk, dass die Hauptkraft mit 60 % durch das Skaphoid und mit 40 % durch das Lunatum übertragen wird. Im Mediokarpalgelenk wird die Hauptkraft über das Kapitatum mit 57 % fortgeleitet (Abb. 5.1).

Ein weiterer Ansatz ist durch analytische Messmethoden gegeben, die auf der Basis der Verschiebung der nicht deformierbaren Knochen mit Hilfe eines mathematischen Modells auf die einwirkenden Kräfte zurückschlie-

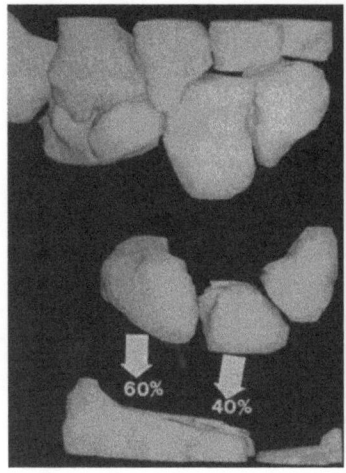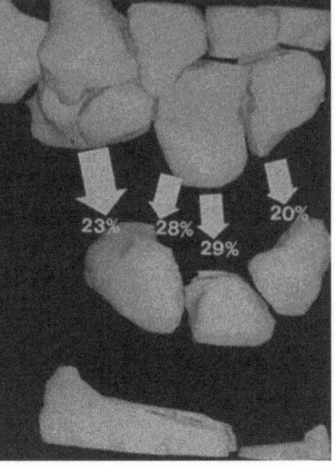

Abb. 5.1. Kraftübertragung im radiokarpalen und mediokarpalen Gelenkabschnitt. (Aus Viegas et al. 1987, 1993)

ßen. Mit Hilfe eines Computerprogrammes wird die Geometrie der Karpalknochen und der interkarpalen Gelenkanteile digitalisiert und in einem zweidimensionalen Modell mit Einberechnung von Elastizitätsmodulen die Kraftübertragung errechnet. Mit dieser RBSM-Methode ("rigid-body-spring-model") fanden Horii et al. (1990) vergleichbare Ergebnisse wie Viegas mit 46% der Kraftübertragung im radioskaphoidalen Gelenkabschnitt und 32% im radiolunären Gelenkabschnitt. Die restlichen 22% werden, eine Neutralvarianz der Ulna vorausgesetzt, im ulnokarpalen Abschnitt übertragen, wobei 14% auf den ulnolunären Anteil und 8% auf den ulnotriquetralen Anteil entfallen (Friedman u. Palmer 1991).

Aufgrund der Hauptkraftübertragung im radioskaphoidalen Gelenkabschnitt und im Bereich des Kapitatumkopfes läßt sich erklären, warum es bei Instabilitäten hier frühzeitig zu arthrotischen Veränderungen kommt. Während bei korrekter Achsenstellung der Karpalknochen die Kraftübertragung sich auf einen Großteil der Gelenkflächen verteilt, resultiert bei Instabilitäten mit Achsenfehlstellungen eine Reduktion der Kontaktflächen mit Auftreten von Druckspitzen (Viegas et al. 1987). Durch die ellipsoidförmige Gestalt des radioskaphoidalen Gelenkabschnittes kommt es im Falle des karpalen Kollaps, bedingt durch die Palmarflexion des Skaphoid, zu Druckspitzen am proximalen Pol und dem dorsalen Radiusgelenkflächenabschnitt. Gleiches gilt für das kapitolunäre Gelenk, in dem sich durch die Extensionsstellung des Lunatum die Kontaktfläche und damit die Kraftübertragung durch das Kapitatum auf das Lunatumhinterhorn reduziert. Im Gegensatz hierzu treten diese Phänomene im radiolunären Gelenkabschnitt nicht auf. Zwar kommt es durch die Dorsalkippung des Lunatum beim karpalen Kollaps zu einer Verschiebung der Kontaktflächen nach dorsal, die jedoch aufgrund der sphärischen Form der Gelenkflächen nicht wesentlich reduziert werden, so dass keine Druckspitzen entstehen.

Bei beiden Messtechniken handelt es sich jedoch um momentane Messungen, die daher keine verlässliche Information über die Langzeitbelastung eines Gelenkes ergeben. Insbesondere bleiben die individuell unterschiedlichen Kräfte und die Häufigkeit des daraus resultierenden Gelenkflächenkontaktes unberücksichtigt.

5.2
CT-Osteoabsorptiometrie (CT-OAM)

Die Beanspruchung eines Gelenkes korreliert eng mit Aufbau und Mineralisierungsgrad der beteiligten knöchernen Strukturen. Dies erlaubt einen morphologischen Ansatz zum Verständnis der Gelenkbeanspruchung. Durch die Kausalität der Beziehung zwischen hauptsächlicher lokaler Spannung und subchondraler Mineralisierung lassen sich aus der Analyse der Verteilung der Mineralisierung Rückschlüsse auf die mechanische Situation und Belastung eines Gelenkes ziehen. Im Gegensatz zu den biomechanischen Experimenten sind damit Aussagen zur zeitlichen Summation der Belastung eines Gelenkes als Ausdruck seiner Beanspruchungsgeschichte möglich. Durch Röntgenequidensitometrie konnte der direkte Zusammenhang zwischen Mineralisierung der subchondralen Knochenplatte und der

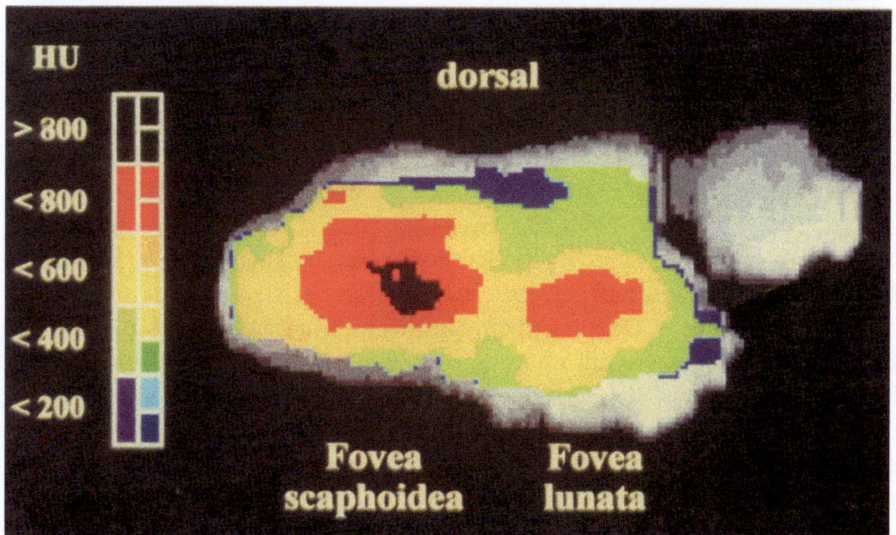

Abb. 5.2. CT-OAM mit typischem Verteilungsmuster der subchondralen Knochendichte der distalen Radiusgelenkfläche mit je einem Dichtemaximum in der Fovea scaphoidea und der Fovea lunata, Dichtewerte in Hounsfield Units (HU), Ansicht von distal. (Aus Giunta et al. 1997)

Beanspruchung am Handgelenk in einer begrenzten Anzahl von Präparaten nachgewiesen werden (Koebke et al. 1989). Diesem morphologischen Ansatz folgend, wurde die CT-Osteoabsorptiometrie entwickelt (Müller-Gerbel et al. 1990), die im Gegensatz zu allen anderen Untersuchungsverfahren auch eine Beurteilung der Beanspruchung eines Gelenkes am Lebenden erlaubt. Mit dieser Methode wurden am gesunden Handgelenk 2 Dichtemaxima in der Fovea scaphoidea und Fovea lunata nachgewiesen, die den Zonen der Hauptbelastung in biomechanischen Experimenten entsprechen (Müller-Gerbel et al. 1994; Giunta et al. 1997). Die Analyse der Lokalisation der Dichtemaxima zeigt das Dichtemaximum in der Fovea scaphoidea weiter dorsal und in der Fovea lunata weiter palmar ausgeprägt (Abb. 5.2). Erste Ergebnisse an pathologisch veränderten Handgelenken bei Lunatummalazie unterstreichen die Validität des Untersuchungsverfahrens (Giunta et al. 1997).

Da durch die mediokarpale Teilarthrodese eine komplexe Umleitung der Kraftübertragung erfolgt, stellte sich die Frage, welchen Einfluss diese veränderte Beanspruchung des Handgelenkes auf die subchondrale Mineralisierung hat.

5.3
Eigene Untersuchungen

5.3.1
Material

Hierzu wurden 6 männliche Patienten mit einem Durchschnittsalter von 41 Jahren untersucht. Bei allen Patienten war zuvor eine mediokarpale Teilarthrodese des Handgelenkes durchgeführt worden. Die Indikation zur mediokarpalen Teilarthrodese ergab sich in allen Fällen aus einem fortgeschrittenen karpalen Kollaps, entweder nach Skaphoidpseudarthrose (SNAC-Wrist, $n = 4$) oder nach skapholunärer Dissoziation (SLAC-Wrist, $n = 2$). Die Patienten wurden durchschnittlich nach 24 Monaten (6 bis 42 Monate) kontrolliert. Dazu fand eine klinische Untersuchung mit Röntgenaufnahmen im dorsopalmaren und seitlichen Strahlengang beider Handgelenke statt. In allen Fällen wurde eine computertomographische Untersuchung beider Handgelenke mit sagittaler Schichtung durchgeführt. Aus den entsprechenden Datensätzen wurde die CT-Osteoabsorptiometrie berechnet.

5.3.2
Methode

Zunächst wird ein computertomographischer Datensatz des Handgelenkes in sagittaler Ebene senkrecht zur untersuchten Gelenkfläche erhoben. Hierzu werden beide Unterarme übereinander gelegt und über dem Kopf des in Bauchlage gelagerten Patienten fixiert. Die Schichtdicke beträgt 2 mm. Nach Erhalt des Datensatzes erfolgt die weitere Verarbeitung an einem vom Untersuchungsgerät unabhängigen Bildverarbeitungssystem. Zur Darstellung der knöchernen Strukturen werden proximale und distale Gelenkanteile voneinander getrennt und separat dreidimensional rekonstruiert. In einem weiteren Arbeitsgang wird die subchondrale Knochenplatte des Radius in jeder Schicht isoliert und anschließend ebenfalls dreidimensional rekonstruiert (Müller-Gerbel et al. 1990, 1994). Zur Darstellung der Dichteverteilung des subchondralen Knochens wird an jeder Stelle der Gelenkfläche der jeweils maximale Dichtewert auf die Oberfläche entsprechend der Hounsfield Skala projiziert. Nach Festlegung von Dichtebereichen werden isodense Areale mit einer Abstufung von 200 Hounsfield-Einheiten zusammengefasst und mit Falschfarben belegt (Abb. 5.2). Anschließend werden die Abbildungen der Knochendichteverteilung des subchondralen Knochens und die Abbildungen der übrigen knöchernen Strukturen übereinander projiziert. Die Auswertung erfolgt nach topographischen und quantitativen Kriterien.

5.3.3
Ergebnisse

Klinische Untersuchung
Das durchschnittliche Bewegungsausmaß der 6 Patienten lag für Extension/Flexion bei 52° und für die Ulnar/Radial-Abduktion bei 30°. Die Grobkraft betrug auf der operierten Seite 64 % im Vergleich zur Gegenseite. Bezüglich der Schmerzangabe lag eine Einstufung auf der visuellen Analogskala (0–100) von 24 Punkten vor. Fünf der 6 Patienten gaben nur noch mäßige belastungsabhängige Schmerzen an, während ein Patient zusätzlich über Ruheschmerz klagte. Die klinischen Ergebnisse konnten sowohl hinsichtlich der resultierten Bewegungseinschränkung, Grobkraft und Schmerzreduktion als durchschnittlich und mit dem Gesamtkollektiv vergleichbar eingestuft werden (Krimmer et al. 1992, 1995).

Röntgen

Die Röntgenaufnahmen im dorsopalmaren und seitlichen Strahlengang zeigten in allen Fällen eine vollständige Durchbauung der Teilarthrodese. Bei 5 Patienten fand sich eine komplette Entfernung des Os scaphoideum mit achsengerechter Reposition des Karpus durch Aufrichtung des Os lunatum und Ausrichtung mit dem Kapitatum in einer Ebene (Abb. 5.3). Ein Patient wies noch Reste der palmaren und distalen Anteile des Skaphoids bei gleichzeitiger Dorsalkippung des Os lunatum mit Radialverschiebung des Kapitatum auf. Arthrotische Veränderungen im radiolunären Gelenkanteil waren sowohl durch die konventionellen Röntgenaufnahmen wie auch durch die Computertomographie nicht nachweisbar.

CT-Osteoabsorptiometrie

In 5 Fällen wurde lediglich ein Dichtemaximum in der Fovea lunata gefunden. Das bei Gesunden generell vorhandene Dichtemaximum in der Fovea scaphoidea fehlte vollständig (Abb. 5.4). Dieser Befund fand sich sowohl bei Patienten 3 Jahre nach der Teilarthrodese als auch bereits nach 6 Monaten (Abb. 5.5). Ein Patient mit unzureichender Reposition der karpalen Fehlstellung zeigte ein zweites Dichtemaximum in der Fovea scaphoidea, das als weitere Kraftübertragung in diesem Abschnitt zu interpretieren ist. In allen Fällen wurde die höchste Mineralisierung mit der größten Ausdehnung in der Fovea lunata gefunden, wobei das Dichtemaximum eine größere Ausdehnung als bei Gesunden aufwies.

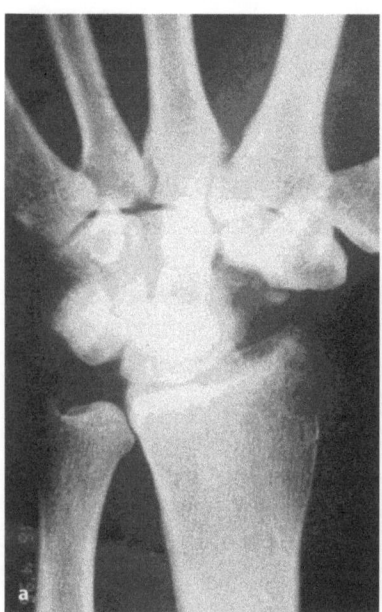
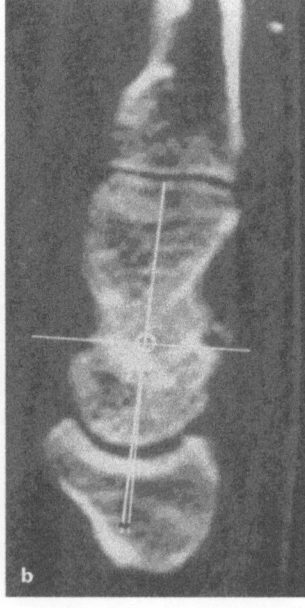

Abb. 5.3.
a Mediokarpale Teilarthrodese mit korrekter Achsenstellung im d. p.-Strahlengang, **b** im CT Nachweis der Aufrichtung des Lunatum, knöcherner Durchbau zwischen Kapitatum und Lunatum mit intaktem radiolunären Gelenkspalt

5.3 Eigene Untersuchungen

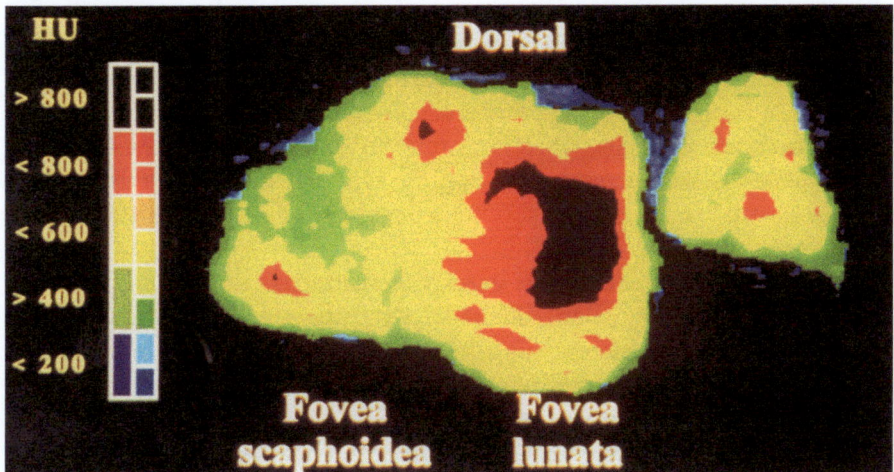

Abb. 5.4. CT-OAM 3 Jahre nach mediokarpaler Teilarthrodese, ausgedehntes Dichtemaximum in der Fovea lunata bei fehlendem Dichtemaximum in der Fovea scaphoidea, Dichtewerte in Hounsfield Units (HU)

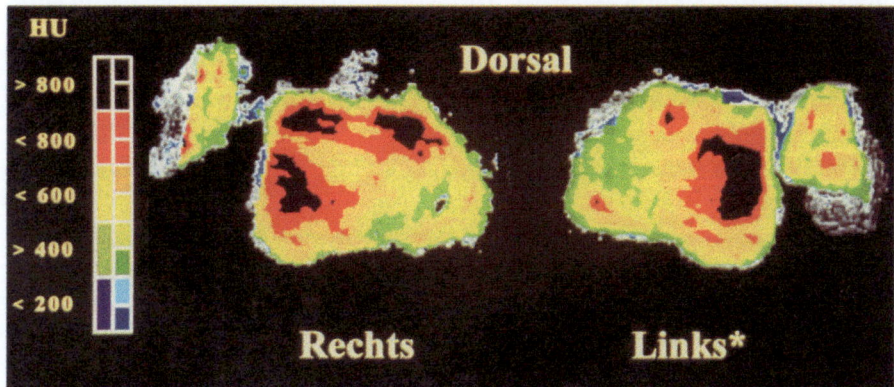

Abb. 5.5. CT-OAM, gesundes rechtes Handgelenk mit 2 Dichtemaxima in der Fovea lunata und Fovea scaphoidea. Linkes Handgelenk 6 Monate nach mediokarpaler Teilarthrodese mit alleinigem Dichtemaximum in der Fovea lunata, Dichtewerte in Hounsfield Units (HU)

Bewertung

Die Analyse der Handgelenksbeanspruchung durch Auswertung der subchondralen Mineralisierung durch CT-Osteoabsorptiometrie stellt einen neuartigen Ansatz dar, der im Gegensatz zu den biomechanischen Experimenten entscheidende Vorteile bietet. Die Belastung wird hierbei nicht in einer definierten, spezifischen Situation des Handgelenkes untersucht, sondern es wird vielmehr die Summe aller Einzelbelastungen über Wochen bis

Monate hinweg als Gesamtbeanspruchung des Handgelenkes erfaßt. Ein weiterer Vorteil besteht darin, dass die Untersuchung in vivo durchgeführt werden kann, so dass Artefakte durch die Präparatevorbereitung mit Entfernung des muskulären Stützapparates ausgeschlossen sind und der klinische Einsatz möglich wird. Das Verteilungsmuster der subchondralen Mineralisierung eines Gelenkes spiegelt hierbei die zeitliche Summation der einwirkenden Kräfte wieder und ist somit als Gesamtresultat der Beanspruchung zu werten.

Im vorliegenden Falle konnte gezeigt werden, dass durch die mediokarpale Teilarthrodese in allen Fällen die Kraftübertragung auf das intakte lunäre Gelenkkompartiment umgeleitet wird und damit das biomechanische Ziel der Operation erreicht wurde. Der Nachweis des meist vergrößerten Dichtemaximums in der Fovea lunata deutet daraufhin, dass sich die Mineralisierung den veränderten Belastungen anpassen kann, wobei diese Veränderungen bereits frühzeitig (6 Monate) nachweisbar sind. Das komplette Fehlen des skaphoidalen Dichtemaximums in den Fällen mit achsengerechter Reposition und kompletter Entfernung des Os scaphoideum liefert den Nachweis, dass das zerstörte radioskaphoidale Gelenkkompartiment vollständig entlastet wird. Die Kraftübertragung findet damit ausschließlich im radiolunären und erhaltenen ulnokarpalen Kompartiment statt. Die Tatsache, dass in einem Fall mit unzureichender Reposition des Karpus und noch vorhandenen Resten des Skaphoid ein weiteres Dichtemaximum in der Fovea scaphoidea nachweisbar ist, bestätigt, dass bei dieser Operation der Achsenkorrektur entscheidende Bedeutung beigemessen werden muss.

Zusammenfassend kann hieraus geschlossen werden, dass die komplette Entfernung des Os scaphoideum mit achsengerechter Reposition des Lunatum und Kapitatum als Voraussetzung anzusehen ist, dass am Radius eine ausschließliche Kraftübertragung in dem erhaltenen radiolunären Gelenkabschnitt erfolgt. Dieses Vorgehen stellt somit die Grundlage für den klinischen Erfolg dieser Operation dar.

6 Prospektive Analyse nach mediokarpaler Teilarthrodese

6.1
Datenerfassung

6.1.1
Klinik

Alle Patienten mit einer mediokarpalen Teilarthrodese im Zeitraum 5/1992 bis 11/1996 wurden in einer Datenbank ab dem Operationszeitpunkt erfasst. Für die klinische Untersuchung kam ein standardisierter Handgelenksbogen zur Anwendung, in dem neben Angaben zur Anamnese und Schmerzverhalten die Beweglichkeit und die grobe Kraft dokumentiert wurden. Die Dokumentation des Schmerzverhaltens erfolgte in einer 4 Punkte umfassenden verbalen Analogskala mit Differenzierung von Schmerzfreiheit, Ruhe- oder Belastungsschmerz und unerträglichem Schmerz. Zusätzlich erfolgte die Eintragung auf einer standardisierten 100 mm messenden visuellen Analogskala mit Schmerzfreiheit und unerträglichem Schmerz an den jeweiligen Endpunkten. Röntgenaufnahmen des Handgelenkes im dorsopalmaren und seitlichen Strahlengang lagen in allen Fällen vor. Die endgültige Festlegung der Ursache des karpalen Kollaps und das Ausmaß der vorliegenden Arthrose erfolgte aufgrund des intraoperativ dokumentierten Befundes. Der operative Eingriff und die Nachbehandlung wurden standardisiert entsprechend der in Abschn. 4.2 beschriebenen Technik durchgeführt. Frühestens 6 Monate postoperativ erfolgte eine Nachuntersuchung in der zusätzlich die subjektive Zufriedenheit der Patienten erfragt wurde. Da nicht für alle Patienten eine komplette Dokumentation erfolgen konnte, beruhen einzelne Berechnungen auf einer verminderten Anzahl, die mit 83% (125 Patienten) des Gesamtkollektivs (150 Patienten) repräsentativ war. Eine Selektion konnte durch Analyse der jeweiligen perioperativen Daten ausgeschlossen werden.

6.1.2
Der postoperative Röntgenstatus

Für die Analyse der postoperativen Röntgenbilder wurde ein eigenes Schema (Abb. 6.1) entwickelt, in dem neben der vollständigen Reposition des verbliebenen Karpus (Röntgenstatus 1) und dem Nachweis einer Pseudarthrose (Röntgenstatus 5) zusätzlich noch verbliebene Fehlstellungen analysiert wurden. Eine fortbestehende DISI-Deformität des Lunatum wurde

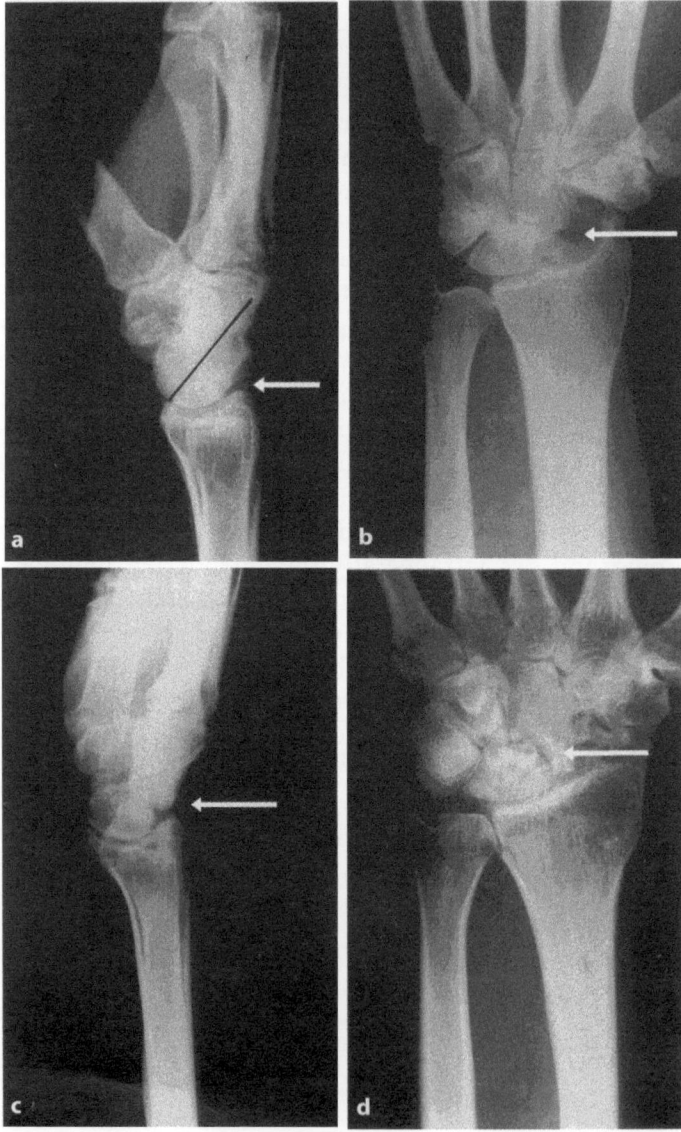

Abb. 6.1a–d. Postoperative Fehlstellungen nach mediokarpaler Teilarthrodese. **a** Fortbestehende DISI-Deformität, **b** CL nicht in Linie, **c** DISI und CL nicht in Linie, **d** Pseudarthrose. *CL* Os capitatum, Os lunatum

6.1 Datenerfassung

als Röntgenstatus 2 eingestuft, wenn die Lunatumachse in der seitlichen Projektion einen Winkel von mehr als 10° mit der Längsachse des Radius bildete. Die Verschiebung des Kapitatum um mehr als 1/4 des Durchmessers im d. p.-Bild nach radial wurde als Röntgenstatus 3 klassifiziert und eine Kombination mit einer DISI-Deformität des Lunatum als Röntgenstatus 4 (Abb. 6.1). Prä- und postoperative Röntgenbilder standen für alle Patienten zur Verfügung, sodass hier eine Analyse für das Gesamtkollektiv möglich war. Mit Hilfe dieser Analyse sollte der Einfluss des jeweiligen Repositionsergebnisses auf das klinische Resultat untersucht werden.

6.1.3
Statistische Verfahren

Die Unterschiede zwischen den erhobenen Parametern wurden mittels Signifikanztests überprüft. Für Vergleiche zwischen Gruppen während eines Messzeitpunktes wurde der Mann-Whitney-U-Test angewandt. Vergleiche innerhalb einer Gruppe von präoperativ nach postoperativ wurden mittels Wilcoxon-matched-pairs-Test berechnet. Verteilungszusammenhänge wurden mit Hilfe des Chi^2-Tests überprüft.

Korrelationsanalysen wurden durch Berechnung des Korrelationskoeffizienten nach Pearson erstellt und mittels t-Verteilung auf Signifikanz geprüft (Bortz 1992; Sachs 1991; Winer et al. 1991). Die Signifikanzen wurden wie aus Tabelle 6.1 ersichtlich gekennzeichnet.

Tabelle 6.1. Kennzeichnung der Signifikanzen

Symbol	Irrtums-wahrscheinlichkeit	Bedeutung
n. s.	$p > 0{,}05$	Vergleichbarkeit der Gruppen (n. s.)
*	$p < 0{,}05$	Signifikanter Unterschied zwischen den Gruppen
**	$p < 0{,}01$	Hochsignifikanter Unterschied
***	$p < 0{,}001$	Hochsignifikanter Unterschied (gleiche Formulierung wie bei $p < 0{,}01$)

6.2 Ergebnisse

6.2.1 Patientenkollektiv

In die Studie aufgenommen wurden 150 Patienten mit einem Durchschnittsalter von 48 Jahren, wobei die durchschnittliche Nachbeobachtungszeit 2,5 Jahre betrug (Tabelle 6.2). In allen Fällen lag ein röntgenologisch nachweisbarer posttraumatischer karpaler Kollaps vor. Die Indikation zur Operation war die progrediente Schmerzsymptomatik mit daraus resultierender Funktionseinschränkung. In Grenzsituationen, in denen das Ausmaß der Arthrose nicht exakt zu bestimmen war, wurde als zusätzliche Untersuchung eine Computertomographie des Handgelenkes ($n = 24$) oder eine Arthroskopie ($n = 19$) durchgeführt, um über mögliche rekonstruktive Maßnahmen zu entscheiden.

Tabelle 6.2. Patientengut prospektive Serie mit mediokarpaler Teilarthrodese

Patienten	150 (127 männl., 23 weibl.)
Durchschnittsalter	48 Jahre (24 – 76)
Operationszeitraum	05/1992 – 11/1996
Nachuntersuchungszeitraum	29 Monate (6 – 59)

Die Aufgliederung nach der Ursache des karpalen Kollaps zeigt ein Überwiegen von Patienten mit einer Kahnbeinpseudarthrose (SNAC) gegenüber Patienten mit skapholunärer Dissoziation (SLAC) im Verhältnis 1,4 : 1. In 4 Fällen fand sich bemerkenswerterweise eine Kombination einer Kahnbeinpseudarthrose mit Ruptur des skapholunären Bandes. In der Mehrzahl der Fälle (75%) lag bereits eine Arthrose des Mediokarpalgelenkes und somit ein Stadium III vor (Tabelle 6.3).

Tabelle 6.3. Ursache des karpalen Kollaps (SNAC/SLAC) und Stadieneinteilung der Arthrose ($n = 150$)

Ausmaß Arthrose	SNAC 84 (56%)	SLAC 62 (41%)	SNAC+SLAC 4 (3%)	Summe (Stadien)
Stadium I	6	1		7 (5%)
Stadium II	17	13		30 (20%)
Stadium III	61	48	4	113 (75%)

6.2 Ergebnisse

Einer Erklärung bedarf die Indikationsstellung zur mediokarpalen Teilarthrodese im Stadium I des karpalen Kollaps. Alle 6 Patienten mit einer Kahnbeinpseudarthrose hatten bereits mehrere Rekonstruktionsversuche erfahren, die nicht zu einer knöchernen Durchbauung geführt hatten. Die ausgeprägte Schmerzsymptomatik war Anlass zur Durchführung der mediokarpalen Teilarthrodese. Ein Patient nach veralteter skapholunärer Dissoziation zeigte intraoperativ eine irreponible Fehlstellung des Skaphoid, so dass rekonstruktive Maßnahmen nicht in Betracht kamen.

6.2.2
Klinik

Übersicht
86% (n = 107) der komplett dokumentierten Patienten (n = 125) waren mit dem Operationsergebnis zufrieden und würden sich der Operation nochmals unterziehen. Die Differenzierung der klinischen Daten zeigt eine ausgeprägte Schmerzreduktion um 51% bzw. 69%. Komplette Schmerzfreiheit lag nur bei 21% der Patienten vor. In der Mehrzahl waren noch mäßige belastungsabhängige Schmerzen vorhanden. Die erhaltene Restbeweglichkeit betrug etwa 40% im Vergleich zu dem gesunden Handgelenk (Tabelle 6.4) Die grobe Kraft hatte auf Werte von 65% der gesunden Seite zugenommen.

Tabelle 6.4. Durchschnittliche Beweglichkeit, Kraft und Schmerz nach mediokarpaler Teilarthrodese (n = 125).

	Präoperativ	Postoperativ	Änderung [%]	[%] zur Gegenseite
Ext./Flex. °	36 – 0 – 33	28 – 0 – 26	–22	42
radial/ulnar °	22 – 0 – 12	16 – 0 – 14	–12	40
Grobkraft [kPa%]	49	52	+6,5	65
Schmerz (VAS)				
Belastung	72,5	35	–51	–
Ruhe	33,7	10,4	–69	–

Die Analyse der postoperativen Röntgenbilder zeigte in der Mehrzahl eine vollständige Korrektur der Achsenfehlstellung mit Aufrichtung des Lunatum und Korrektur der radialen Translokation des Kapitatum. In 35% der Fälle waren Fehlstellungen unterschiedlichen Ausmaßes nachzuweisen. Die Pseudarthrosenrate lag bei 13%.

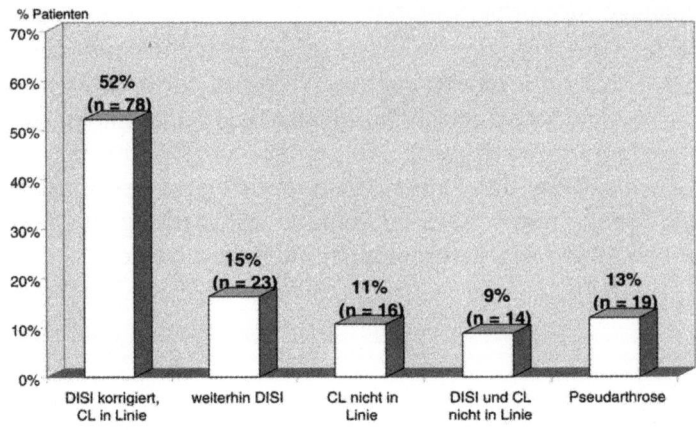

Abb. 6.2. Analyse des postoperativen Röntgenstatus'

Komplikationen

In 7 Fällen war wegen einer Pseudarthrose eine Revision erforderlich, an die sich bei 2 Patienten wegen fehlender Besserung eine Totalarthrodese anschloss. In einem Fall konnte eine ausgeprägte Achsenfehlstellung erfolgreich durch Korrekturosteotomie beseitigt werden. Bei weiteren 4 Patienten musste wegen persistierender Beschwerden trotz knöchernen Durchbaus eine Totalarthrodese vorgenommen werden. Rupturen der Sehnen des Extensor digitorum durch die eingebrachten Kirschner-Drähte wurden im Rahmen der Metallentfernung bei 3 Patienten durch Sekundärnaht erfolgreich versorgt. Eine postoperative Wundinfektion verlief nach antibiotischer Behandlung ohne Folgeschäden. In 3 Fällen kam es im postoperativen Verlauf zu einer Algodystrophie, die durch konservative Behandlung mit Schmerzmedikation, Stellatumblockaden, gezielter Krankengymnastik und Ergotherapie beherrscht werden konnte. Zusammengefasst resultierte eine Komplikationsrate von 13%.

6.2.3
Statistische Auswertung

Schmerzreduktion im Gesamtkollektiv
Die Durchschnittswerte für die Schmerzreduktion finden sich in Abb. 6.3. Hierzu wurden die Werte auf der visuellen Analogskala nach der Operation von den Eintragungen vor der Operation subtrahiert. Positive Differenzwerte zeigen eine Reduktion des präoperativen Schmerzwertes. Insgesamt konnte in allen Schmerzbereichen eine hochsignifikante Schmerzreduktion beobachtet werden, wobei die deutlichste Veränderung unter Belastung vorlag.

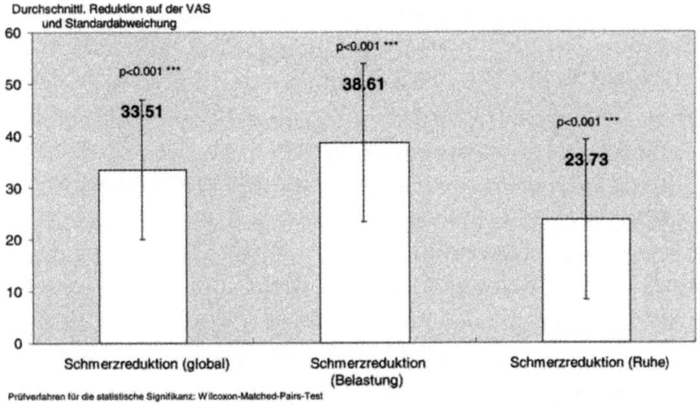

6.2 Ergebnisse

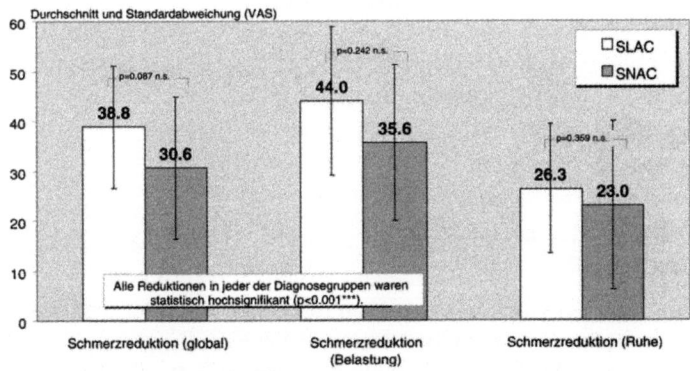

Abb. 6.3. Schmerzreduktion nach mediokarpaler Teilarthrodese im Gesamtkollektiv ($n = 125$)

Abb. 6.4. Schmerzreduktion im Vergleich zwischen SLAC ($n = 51$) und SNAC ($n = 74$)

Schmerzreduktion im Vergleich SLAC und SNAC

Ein Vergleich zwischen SLAC und SNAC zeigt eine hochsignifikante Schmerzreduktion innerhalb beider Gruppen, wobei rein numerisch die Werte für SLAC höher ausfielen. Allerdings konnte in keiner Schmerzkategorie ein signifikanter Unterschied zwischen beiden Kollektiven nachgewiesen werden.

Beweglichkeit im Vergleich SLAC und SNAC

Das postoperative Bewegungsausmaß betrug sowohl für Extension/Flexion als auch für die Ulnar-/Radialduktion etwa 40 % im Vergleich zur Gegenseite. Die durch die Operation bedingte Reduktion betrug im Mittel für den Umfang der Extension/Flexion 20° bei SLAC und 13° bei SNAC. Dieser Unterschied erwies sich als nicht signifikant. Innerhalb der Gruppen war der Unterschied zwischen präoperativ und postoperativ signifikant (Abb. 6.5). Die schwach ausgeprägte Reduktion für den Umfang der Ulnar-/Radialduktion erwies sich ebenfalls als nicht signifikant zwischen den Gruppen (Abb. 6.6). Die geringen Unterschiede ergeben sich, da durch die Entfernung des Skaphoid die Radialduktion bei nur geringer Verminderung der Ulnarduktion zunimmt.

Kraft im Vergleich SLAC und SNAC

Die Grobkraft lag im Gesamtkollektiv postoperativ bei durchschnittlich 65 % im Vergleich zur Gegenseite. Ein signifikanter Unterschied zwischen SLAC und SNAC konnte nicht nachgewiesen werden (Abb. 6.7). Der Kraftzugewinn betrug im Gesamtkollektiv 6 % und war in der SNAC Gruppe signifikant.

Vergleich unter technischem Aspekt – Beckenkamm versus Radiusspongiosa

Es wurde geprüft ob die unterschiedliche Technik bei der Durchführung der mediokarpalen Teilarthrodese mit Verwendung eines Knochenblockes vom Beckenkamm oder von Spongiosa aus der Radiuskonsole Einfluss auf das postoperative Ergebnis hat. Die Schmerzreduktion innerhalb beider Gruppen war hochsignifikant, wobei die Unterschiede zwischen den Gruppen sich als nicht signifikant darstellten (Abb. 6.8). Ein vergleichbares Bild ergab

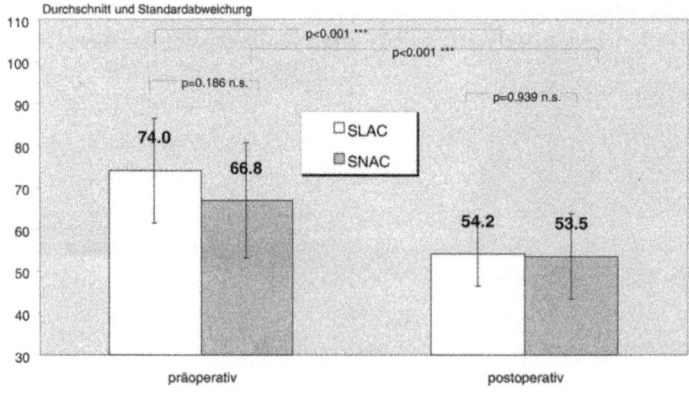

Abb. 6.5. Reduktion der Beweglichkeit: Umfang Extension/Flexion nach mediokarpaler Teilarthrodese, SLAC ($n = 51$) und SNAC ($n = 74$) im Vergleich

6.2 Ergebnisse

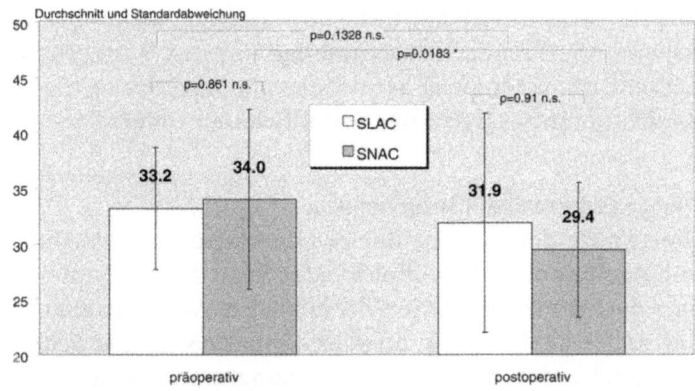

Abb. 6.6. Reduktion der Beweglichkeit: Umfang Ulnar-/Radialduktion nach mediokarpaler Teilarthrodese, SLAC ($n = 51$) und SNAC ($n = 74$) im Vergleich

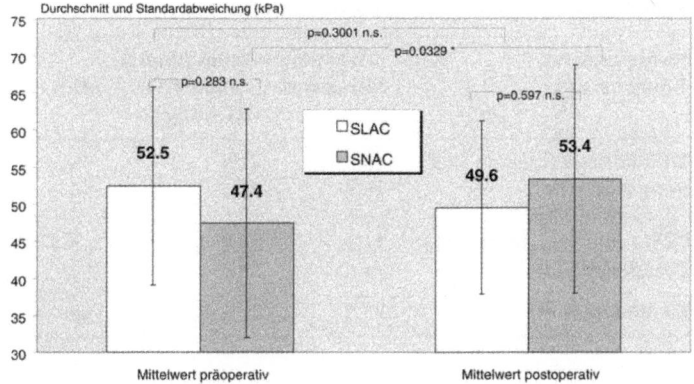

Abb. 6.7. Kraft (kPa) nach mediokarpaler Teilarthrodese SLAC ($n = 51$) und SNAC ($n = 74$) im Vergleich

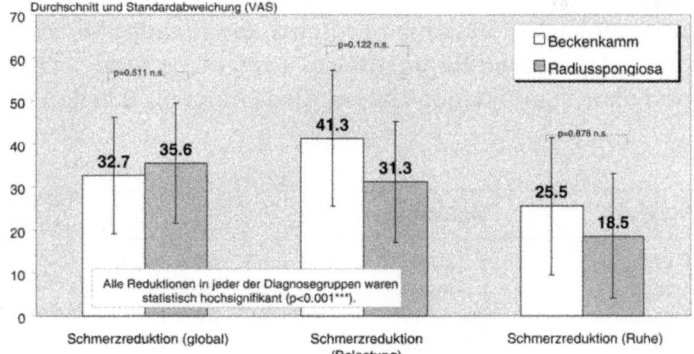

Abb. 6.8. Schmerzreduktion in Abhängigkeit des Knochentransplantates (Beckenkamm $n = 85$, Radius $n = 40$)

sich für den Einfluss auf Kraft und Beweglichkeit ohne signifikante Unterschiede. Die Pseudarthrosenrate lag mit 10,5 % innerhalb der Gruppe mit Beckenkammspongiosa auf vergleichbarem Niveau wie in der Gruppe mit Radiusspongiosa (13 %) ohne signifikanten Unterschied.

Der postoperative Röntgenstatus

Hier wurde der Einfluss der postoperativen Achsenstellung von Lunatum und Kapitatum nach mediokarpaler Teilarthrodese untersucht. Es zeigt sich, dass die Schmerzreduktion die höchsten Werte bei vollständiger Korrektur der Achsenfehlstellung aufweist (Tabelle 6.5). Die Schmerzreduktion bei unzureichender Aufrichtung des Lunatum ist reduziert und vergleichbar der Situation einer Pseudarthrose.

Tabelle 6.5. Röntgenstatus und Schmerzreduktion (global)

Postoperativer Röntgenstatus	Schmerzreduktion (global)		Minimum	Maximum	(n)
	Mittelwert	Standardabweichung			
DISI korrigiert, CL in Linie	40,6	22,9	-5	95	66
Weiterhin DISI	18,9	30,5	-30	75	19
CL nicht in Linie	36,6	29,6	5	80	17
DISI und CL nicht in Linie	21,1	20,9	-5	55	11
Pseudoarthrose	24,0	33,1	-35	90	12
Gesamtergebnis	33,5	27,1	-35	95	125

Die Gruppe mit vollständiger Achsenkorrektur zeigt eine signifikant höhere Schmerzreduktion als die Restgruppe und als die Gruppe mit ausschließlicher Achsenfehlstellung. Dieser Unterschied bleibt bei der Prüfung der Einzelsignifikanzen bestehen. Lediglich die alleinige Verschiebung des Kapitatum entsprechend Röntgenstatus 3 zeigt eine vergleichbare Schmerzreduktion ohne signifikanten Unterschied (Abb. 6.9, Tabelle 6.6).

Tabelle 6.6. Röntgenstatus und Schmerzreduktion, Ergebnisse der Signifikanzprüfung nach Gruppenzusammenfassung

Vergleich	Signifikanz		
1 vs. 2,3,4,5	p = 0,002**	n1 = 65	n2 = 59
1 vs. 2,3,4	p = 0,002**	n1 = 65	n2 = 19
1 vs. 2	p = 0,011*	n1 = 65	n2 = 17
1 vs. 3	p = 0,328 n.s.	n1 = 65	n2 = 11
1 vs. 4	p = 0,031*	n1 = 65	n2 = 12

1 vollständige Korrektur, *2* DISI, *3* CL nicht in Linie, *4* DISI + CL nicht in Linie, *5* Pseudarthrose, *DISI* Dorsalkippung Os lunatum > 10°, *CL* Os capitatum Os lunatum

6.2 Ergebnisse

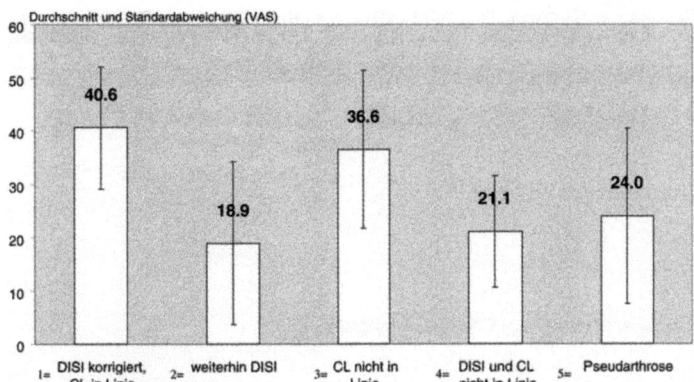

Abb. 6.9. Einfluss des Röntgenstatus' nach mediokarpaler Teilarthrodese auf die Schmerzreduktion. *DISI* Dorsalkippung Os lunatum > 10°, *CL* Os capitatum, Os lunatum

7 Gegenüberstellung der mediokarpalen Teilarthrodese und der Totalarthrodese des Handgelenkes durch Scorebewertung

7.1
Entwicklung von Scoresystemen

Durch verbesserte Kenntnisse der Biomechanik der Handwurzel und Standardisierung ist die mediokarpale Teilarthrodese zu einem festen Bestandteil der modernen Handchirurgie geworden. Im Vergleich mit alternativen Behandlungsmethoden, insbesondere der Totalversteifung des Handgelenkes, gestaltet sich die Einschätzung des postoperativen Ergebnisses schwierig, da kein allgemein gültiges Bewertungsschema vorliegt. In Abhängigkeit vom jeweiligen Untersucher überwiegen funktionelle Messungen, subjektive Einschätzungen des Patienten oder radiologische Parameter. Hierdurch ist lediglich ein zeitlicher Vergleich einer Methode im Hinblick auf prä- und postoperatives Ergebnis innerhalb einer Institution möglich. Die Bewertung unterschiedlicher Therapieverfahren an verschiedenen Institutionen bei gleicher Indikationsstellung ist dagegen erheblich erschwert. Ebenso ist eine Graduierung des Ausmaßes der zu erwartenden Einschränkung in Abhängigkeit von der jeweiligen Operationsmethode nicht möglich.

Ausgehend von dieser Problematik wurden Bewertungsmaßstäbe (Scores) entwickelt, die die jeweiligen erfassten Parameter mit einem Punktwert versehen. Die Gesamtpunktzahl stellt die Grundlage für die Bewertung des entsprechenden Verfahrens dar. In der Medizin erfolgt eine Einteilung von Scores in krankheitsübergreifende, krankheitsspezifische und organspezifische Instrumente (Neugebauer u. Boullion 1994). Werden die Messdaten durch den Untersucher in Form klassischer Parameter wie Kraft, Beweglichkeit und Schmerz erfasst, handelt es sich um traditionelle Scoresysteme. Im Gegensatz hierzu erfolgt bei den patientenorientierten Scoresystemen die Datenerfassung in Form eines ausschließlich vom Patienten auszufüllenden Fragebogens mit Berücksichtigung körperlicher, psychischer und sozialer Belange (Levine u. Katz 1993; Swiontkowski 1995).

7.1.2
Traditioneller Handgelenkscore

Cooney (1987) beschreibt einen "clinical scoring chart" in der Nachuntersuchung von dislozierten perilunären Frakturen des Handgelenkes (Tabelle 7.1). Dieser Score bewertet Schmerz, funktionellen Status, Ausmaß der Handgelenksbeweglichkeit und Griffkraft der versorgten Hand (Tabelle 7.1). Die Summe der erreichten Punktzahl ergibt eine Zuordnung für ein hervorragendes (90–100 Punkte), ein gutes (80–90 Punkte), ein befriedigendes (65–80 Punkte) und ein schlechtes (< 65 Punkte) Ergebnis. Dieser Score war Grundlage für den von uns verwendeten traditionellen Handgelenkscore (Tabelle 7.2).

Die wesentlichen Änderungen wurden bei der Schmerzerfassung und dem funktionellen Status entsprechend der Gebrauchsfähigkeit vorgenommen. Aus Sicht des Patienten ist eine Differenzierung zwischen mäßigem oder leichtem Schmerz oft nicht reproduzierbar möglich. Eine Unterscheidung zwischen Ruhe und Belastungsschmerz gelingt dagegen nahezu immer. Im Hinblick auf den funktionellen Status erschien uns die Gebrauchsfähigkeit aussagekräftiger als die berufliche Situation, die häufig durch von dem Patienten nicht beeinflussbare Momente mitbestimmt wird.

Tabelle 7.1. "Clinical scoring chart". (Aus Cooney u. Bussey 1987)

Pain		
(25 Points)	25	No pain
	20	Mild, occasional
	15	Moderate, tolerable
	0	Severe to intolerable
Functional status		
(25 Points)	25	Return to regular employment
	20	Restricted employment
	15	Able to work, unemployed
	0	Unable to work because of pain
Range of motion		Percentage of normal [%]
(25 Points)	25	100
	20	75 – 100
	15	50 – 75
	5	25 – 50
	0	0 – 25
Grip strength		Percentage of normal [%]
(25 Points)	25	100
	20	75 – 100
	15	50 – 75
	5	25 – 50
	0	0 – 25

Tabelle 7.2. Traditioneller Handgelenkscore. (Mod. nach Cooney; Krimmer 1996)

Kraft [%] der Gegenseite			Punkte
0–25			0
> 25–50			10
> 50–75			20
> 75–100			30

Beweglichkeit (ROM)			
Ex/Flex	Uln/Rad	Pro/Sup	
≤ 30°	≤ 10°	≤ 80°	0
> 30°–60°	> 10°–35°	> 80°–110°	10
> 60°–100°	> 35°–50°	> 110°–140°	15
> 100°	> 50°	> 140°	20

Schmerz		
	Verbale Analogskala (1–4)	
Stark, unerträglich	4	0
Ruheschmerz und Belastungsschmerz	3	10
Ausschließlich Belastungsschmerz	2	15
Schmerzfrei	1	20

Gebrauchsfähigkeit	
Starke Einschränkung bereits im Alltag	> 0
Erhebliche Einschränkungen	> 10
Eingeschränkt nur bei speziellen Tätigkeiten	> 20
Normal keine Einschränkung	30

Die maximal erreichbare Punktzahl 100 entspricht: ohne jegliche Einschränkung. Beweglichkeit (ROM) kann bei allen Eingriffen im Bereich der Handwurzel auf Extension/Flexion (E/F) und Radial/Ulnarduktion (R/U) beschränkt sein, da Pronation/Supination (P/S) nicht beeinflusst wird.

Die Punktevergabe erfolgt durch Summation der Ergebnisse für E/F und R/U und Division des Ergebnisses durch 2 (bei Messung der P/S durch 3).

Beurteilung	
Sehr gut	80 – 100 Punkte
Gut	65 – 80
Befriedigend	50 – 65
Schlecht	0 – 50

7.1.2
Patientenorientierter Score für die obere Extremität (DASH)

Die Erfolgskriterien für die Beurteilung einer Operationsmethode haben sich in den letzten Jahren zunehmend von rein funktionellen, anatomischen Kriterien zur Erfassung des erlebten Traumas und einer durchgeführten Operation auf die Lebensqualität des Patienten verschoben. Ähnlich den fortgeschrittenen Bestrebungen auf den Gebieten der inneren Medizin und der onkologischen Therapie (Osoba et al. 1996; Brady et al. 1997), wird auch

7.1 Entwicklung von Scoresystemen

im Bereich der operativen Gebiete eine patientenorientierte subjektive Beurteilung angestrebt, die den Nutzen für den Patienten in seinem täglichen Leben und Erleben beschreibt ("quality of life"). Im Vergleich zu Deutschland existieren im angloamerikanischen Sprachraum bereits eine Reihe solcher diagnoseübergreifender Messinstrumente, die in klinische Studien integriert sind.

Die Arbeitsgruppe Quality of Life Assessment Project (IQOLA), hat sich in den letzten Jahren mit der Übersetzung und Anwendung des SF-36 (short form 36 health survey) beschäftigt, der mittlerweile auch in einer deutschen Übersetzung zur Verfügung steht (Bullinger et al. 1995). Der SF-36 ist ein aus 36 Fragen bestehender Fragebogen, der in 8 Untereinheiten unterteilt ist. Diese erfassen: körperliche Funktion, Rollenfunktion in körperlicher Hinsicht, soziale Funktionsfähigkeit, Rollenfunktion in emotionaler Hinsicht, Schmerz, psychisches Wohlbefinden, Vitalität und allgemeine Gesundheitswahrnehmung. Der Vorteil liegt in der breiten Anwendbarkeit bei einer Vielzahl von Erkrankungen. Der Einsatz für die obere Extremität ist durch die geringe Zahl der Fragen, die sich auf Behinderungen in diesem Bereich beziehen, eingeschränkt und nur bedingt valide (Amadio 1997). Im Gegensatz zu dem breit gefächerten SF-36 wurde von Levine et al. (1993) ein Fragebogen für die Behandlung des Karpaltunnelsyndroms vorgestellt, der zwar eine hohe Validität für diese Erkrankung aufwies, aber wegen der engen Bezugnahme zu spezifischen Symptomen für andere Erkrankungen der oberen Extremität nicht genügend aussagekräftig ist (Kasperczyk et al. 1996).

Ausgehend von diesen Entwicklungen hat die American Academy of Orthopedic Surgeons (AAOS) zusammen mit dem Council of Musculoskeletal Specialty Societies (COMSS) und dem Institute for Work and Health (Toronto, Kanada) ein Messinstrument für die Erfassung des Outcome an der oberen Extremität entwickelt (Hudak 1996) und in ihr MODEMS ("musculoskeletal outcomes data evaluation and management system") aufgenommen. Dieses Instrument wurde DASH ("disabilities of arm, shoulder, and hand") benannt.

Kurz nach der Einführung in den USA wurde uns dieses Instrument in einer deutschen Übersetzung zur Verfügung gestellt (Germann et al. 1998). Der DASH-Score setzt sich aus 34 Fragen zusammen und ist in Teil A, B und C gegliedert (s. Anhang). Alle Fragen werden numerisch von eins als positiv niedriger Punktzahl und 5 als negativ hoher Punktzahl aufgegliedert. Teil A mit 23 Fragen beschreibt die Funktion, Teil B die Schmerzsymptomatik und Teil C bezieht sich mit 4 Fragen auf das Spielen eines Musikinstrumentes oder die Ausübung von Sportarten. Für die Auswertung werden die ersten 30 Fragen addiert, die erreichbare Maximalpunktzahl beträgt 150, das Minimum 30 Punkte. Die erreichte Punktzahl wird durch die Bandbreite (entsprechend 1,2) geteilt und somit in eine Skala von 0–100 transformiert, wobei der Wert 0 keine Einschränkung, und der Wert 100 maximale Einschränkung bedeutet. Die übrigen 4 Fragen können getrennt berechnet werden, müssen jedoch nicht berücksichtigt werden, da je nach Patientenkollektiv der Anteil der Beantwortung stark schwankt. Erste Untersuchungen für die Bewertung nach Handgelenksarthrodese zeigen Spezifität und Zuverlässigkeit dieses Scoresystems (Sauerbier et al. 1997).

7.2
Eigene Untersuchungen

7.2.1
Patientenkollektiv

Die Ergebnisse von 97 Patienten aus dem Gesamtkollektiv mit mediokarpaler Teilarthrodese wurden sowohl nach dem traditionellen Handgelenkscore wie auch nach dem DASH-Score bewertet. Zusätzlich wurden die Ergebnisse von 41 Patienten, bei denen im Zeitraum von 1992–1996 an unserer Klinik eine Totalarthrodese des Handgelenkes durchgeführt worden war, nach beiden Scores bewertet. Die Gruppen waren im Hinblick auf Indikation zur Operation (Arthrose des Handgelenkes) und durchschnittliches Lebensalter (48 bzw. 51 Jahre) vergleichbar. Die Zufriedenheit mit der durchgeführten Operation lag mit 86 % bei den Teil- und 84 % bei den Totalarthrodesen auf einem ähnlichen Niveau.

7.2.2
Korrelation zwischen traditionellem Handgelenkscore und DASH-Score

Zunächst wird die Validität des DASH-Score durch Berechnung der Korrelation mit dem traditionellen Score für das Gesamtkollektiv ($n = 138$) und gesondert für die Teilarthrodesen ($n = 97$) und die Totalarthrodesen (41) überprüft. Im Anschluss werden die Ergebnisse nach Teilarthrodese mit denjenigen nach Totalarthrodese innerhalb beider Scores verglichen.

Die Validität des traditionellen Score, der auf den Parametern Kraft, Beweglichkeit, Schmerz und Gebrauchsfähigkeit basiert, wird von Cooney et al. (1987) und Amadio (1997) bestätigt. Durch Prüfung der Korrelation mit dem DASH-Score soll dessen Validität nachgewiesen werden. Im speziellen Fall ist zu prüfen, ob niedrigere Werte nach dem traditionellen Score, die eine stärkere Einschränkung bedeuten, mit höheren Werten nach dem DASH-Score, die ebenfalls für eine stärkere Einschränkung stehen, einhergehen und umgekehrt.

7.2 Eigene Untersuchungen

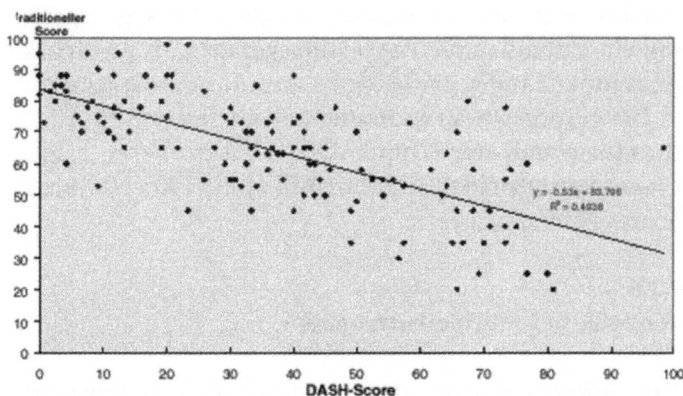

Abb. 7.1. Gesamtkollektiv: Korrelation zwischen traditionellem Score und DASH-Score: signifikanter Zusammenhang mit p < 0,001*** und r = -0,7

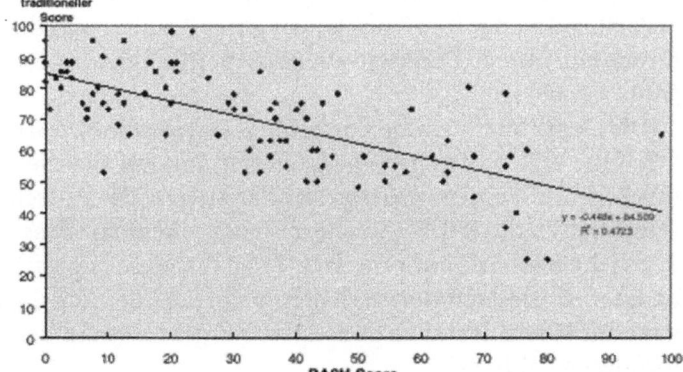

Abb. 7.2. Teilarthrodesen: Korrelation zwischen traditionellem Score und DASH-Score signifikanter Zusammenhang mit p < 0,001*** und r = -0,69

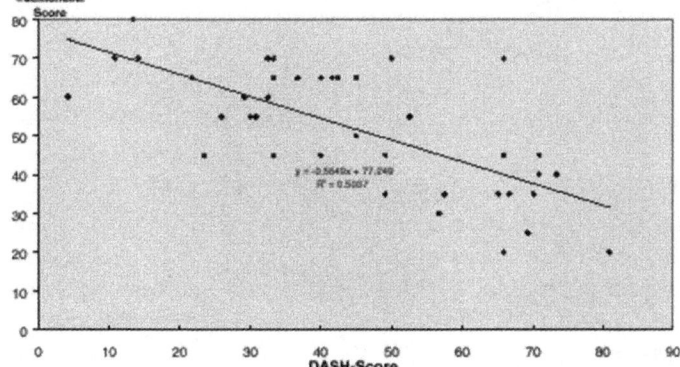

Abb. 7.3. Totalarthrodesen: Korrelation zwischen traditionellem Score und DASH-Score signifikanter Zusammenhang mit p < 0,001*** und r = -0,71

Die Korrelationsprüfung zeigt einen durchweg negativen Zusammenhang mit einer abfallenden Regressionsgeraden als Ausdruck eines signifikanten Zusammenhanges der beiden Scores für das Gesamtkollektiv (Abb. 7.1).

Die gesonderte Berechnung der Korrelation für die Gruppe der Totalarthrodesen und der Gruppe der Teilarthrodesen zeigt mit r = −0,69 und r = −0,71 nahezu identische Signifikanz der Korrelation zwischen den beiden Scores (Abb. 7.2, 7.3).

7.2.3
Vergleich Teil- mit Totalarthrodesen

Die Bewertung nach dem traditionellen Handgelenkscore ergibt einen signifikant höheren Punktwert für die Gruppe der Teilarthrodesen im Sinne einer geringeren Einschränkung. Durchschnittlich waren die Ergebnisse der Teilarthrodesen mit 70 Punkten als gutes Resultat und die Werte der Totalarthrodesen mit 52 Punkten als noch befriedigendes Resultat zu bewerten (Abb. 7.4).

Die Gegenüberstellung der beiden Gruppen im DASH-Score ergibt ebenfalls eine signifikant geringere Einschränkung für die Gruppe der Teilarthrodesen mit einem niedrigeren Punktwert. Die Aufschlüsselung in Teil A (Funktion) und Teil B (Schmerz) macht deutlich, dass dies hauptsächlich durch die bessere Funktion nach Teilarthrodese (signifikanter Unterschied) bedingt ist. Das Schmerzverhalten unterscheidet sich dagegen nicht signifikant mit einem Trend zu günstigeren Ergebnissen in der Gruppe der Teilarthrodesen (Abb. 7.5).

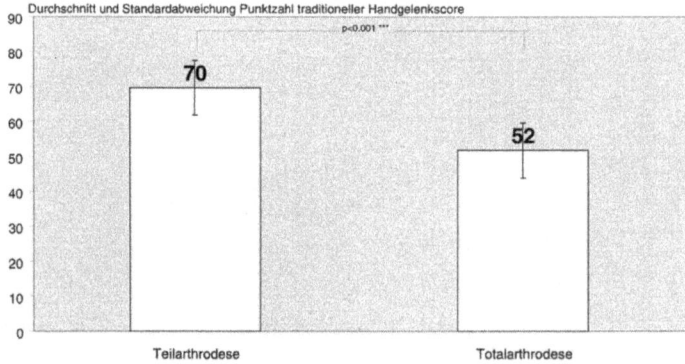

Abb. 7.4. Vergleich von Pat. mit Teil- ($n = 97$) und Totalarthrodese ($n = 41$) im traditionellen Handgelenkscore ($p < 0{,}001^{**}$)

7.2 Eigene Untersuchungen

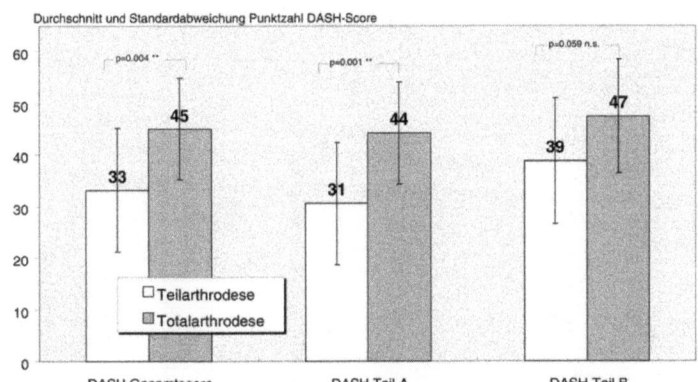

Abb. 7.5. Vergleich der Gruppen nach dem DASH-Gesamtscore, Teil A (Funktion) und Teil B (Schmerz)

Exemplarisch erfolgt die Darstellung einiger Einzelfragen. Die Signifikanz des Unterschiedes wird hierbei mit dem Chi^2-Test nach Pearson (s. Abschn. 6.1.3) überprüft. Bei funktionellen Tätigkeiten wie Glas öffnen, Schlüssel umdrehen, Rücken waschen und bei anstrengenden Freizeitaktivitäten finden sich signifikant geringere Einschränkung in der Gruppe der Teilarthrodesen. Aus Sicht der Patienten mit einer Totalarthrodese macht die Aufschlüsselung nach dem DASH-Score deutlich, dass bereits im Alltag ausgeprägte Einschränkungen vorliegen, die neben rein funktionellen Aspekten auch Tätigkeiten der persönlichen Hygiene wie Rücken waschen betreffen. Das globale Schmerzverhalten und der Schmerz nach bestimmten Tätigkeiten zeigt dagegen keinen signifikanten Unterschied zwischen beiden Gruppen, so dass von einer vergleichbaren Schmerzreduktion unabhängig von dem jeweiligen operativen Verfahren ausgegangen werden kann. Die Totalarthrodese führt, ebenso wie die Teilarthrodese, zu keiner vollständigen Schmerzfreiheit (Abb. 7.6 – 7.11).

Für die Funktionen Glas öffnen und Schlüssel umdrehen zeigt sich eine signifikant geringere Einschränkung in der Gruppe der Teilarthrodesen.

Für Aktivitäten aus dem Alltag findet sich ebenfalls eine signifikant geringere Einschränkung für die Gruppe der Teilarthrodesen.

Im Hinblick auf die Schmerzsymptomatik zeigt sich kein signifikanter Unterschied zwischen beiden Gruppen, so dass von einer vergleichbaren Schmerzreduktion durch die jeweilige Operation ausgegangen werden kann.

7 Gegenüberstellung der mediokarpalen Teilarthrodese und der Totalarthrodese

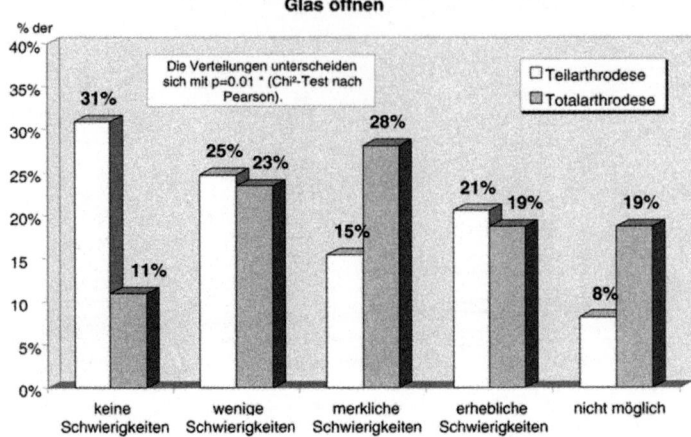

Abb. 7.6. Signifikant geringere Einschränkung bei Teilarthrodesen im Vergleich zu Totalarthrodesen

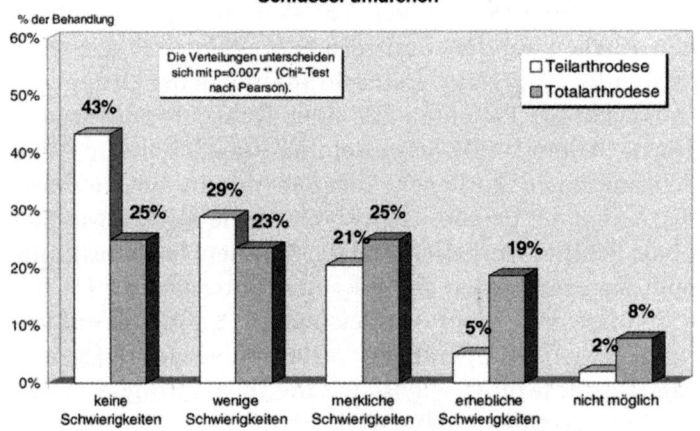

Abb. 7.7. Signifikant geringere Einschränkung bei Teilarthrodesen im Vergleich zu Totalarthrodesen

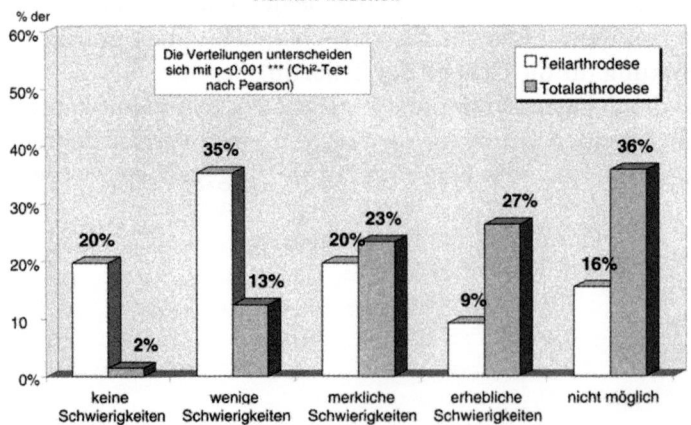

Abb. 7.8. Signifikant geringere Einschränkung bei Teilarthrodesen im Vergleich zu Totalarthrodesen

7.2 Eigene Untersuchungen

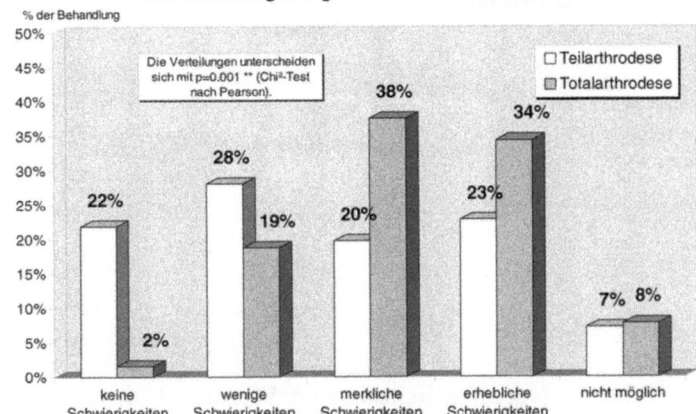

Abb. 7.9. Signifikant geringere Einschränkung bei Teilarthrodesen im Vergleich zu Totalarthrodesen

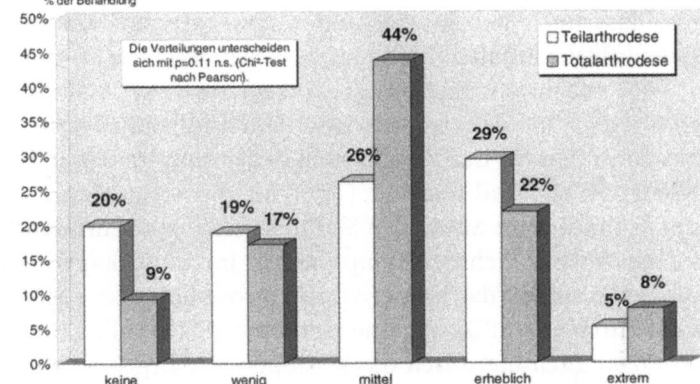

Abb. 7.10. Beurteilung des globalen Schmerzverhaltens ohne signifikanten Unterschied zwischen Teil- und Totalarthrodesen

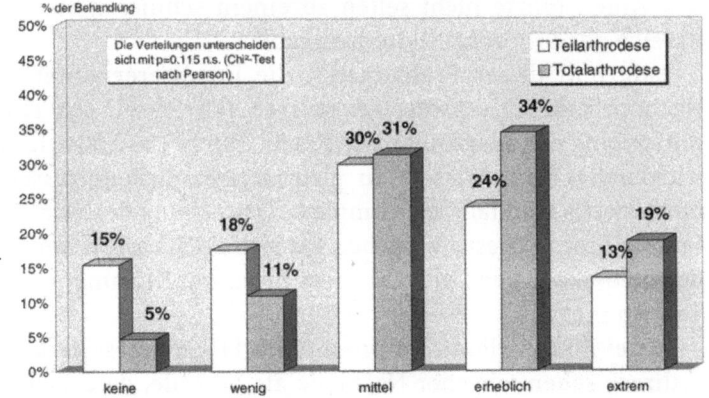

Abb. 7.11. Beurteilung des Schmerzverhaltens nach Belastung ohne signifikanten Unterschied zwischen Teil- und Totalarthrodesen

8 Diskussion

Seit der Erstveröffentlichung von Watson et al. im Jahr 1981 hat sich die mediokarpale Teilarthrodese zu einem festen Bestandteil der Behandlung des fortgeschrittenen posttraumatischen karpalen Kollaps entwickelt (Krimmer et al. 1992; Ashmead et al. 1994). Voraussetzung war die Erkenntnis, dass auch bei Spätzuständen des karpalen Kollaps die radiolunäre Gelenkfläche erhalten bleibt.

Die zunächst eingeschränkte Akzeptanz dieser Methode war durch Unsicherheiten in der technischen Durchführung verursacht. Anfänglich beschränkten wir das Verfahren in Anlehnung an das Stabilitätskonzept von Navarro (1937) und Taleisnik (1976) auf die Arthrodese zwischen Kapitatum und Lunatum im Sinne der Stabilisierung der zentralen Säule. Die häufig fortbestehende Schmerzsymptomatik im radioskaphoidalen Gelenk warf die Frage auf, ob das immer von Arthrose betroffene Skaphoid teilreseziert oder durch eine Silikonprothese ersetzt werden sollte. Die Erfahrungen zeigten, dass auch hierdurch das postoperative Ergebnis häufig negativ beeinflusst wurde. Der Ersatz durch eine Silikonprothese war meist durch nachfolgende Reaktionen im Sinne einer Silikonsynovialitis mit zystischen Knochenveränderungen gekennzeichnet. Das Belassen des Skaphoid mit distalem Anteil führte nicht selten zu einem schmerzhaften Impingement im Bereich des Processus styloideus radii.

Aufgrund dieser Problematik, die in unserer ersten Serie mehrfache Nachoperationen erforderlich machte, führen wir seit 1990 die komplette Entfernung des Skaphoid ohne Ersatz durch. Unabhängig von unseren Entwicklungen kam Watson zu gleichartigen Erkenntnissen und empfiehlt mittlerweile ebenfalls die komplette Entfernung des Skaphoid ohne prothetischen Ersatz. Dieses Vorgehen hat sich als Standard bei der Durchführung der mediokarpalen Teilarthrodese bewährt (Krimmer et al. 1996; Baratz u. Towsen 1997).

In der Einbeziehung des proximalen Fragmentes bei der Kahnbeinpseudarthrose sehen wir eher Nachteile als Vorteile, da dieses Fragment häufig

8 Diskussion

aufgrund der unzureichenden Durchblutung, die zur Etablierung der Kahnbeinpseudarthrose geführt hat, nicht in die Arthrodese eingebaut wird und von biomechanischer Sicht keine wesentlichen Vorteile im Hinblick auf die Kraftübertragung bietet (Viegas 1991).

Die Akzeptanz für dieses Vorgehen bereitete zunächst erhebliche Schwierigkeiten. Es erschien unverständlich, dass nach Entfernung eines der bedeutendsten Knochens der Handwurzel, dem in der Regel das Hauptaugenmerk für rekonstruktive erhaltende Maßnahmen gilt, weiterhin eine Stabilität des Handgelenkes gewährleistet ist. Es zeigte sich jedoch, dass die kräftigen radiopalmaren Bänder mit dem Lig. radioscapholunatum und Lig. radiolunatum eine ausreichende Stabilisierung des Restkarpus gewährleisten und ein Abkippen der Handwurzel nach radial mit ulnarer Translokation verhindern. Voraussetzung ist die achsengerechte Reposition des Karpus, da hierdurch diese Bänder wieder gespannt werden (Abb. 8.1).

Die Befürchtungen über eine zunehmende ulnare Translokation haben sich bisher nicht bestätigt, wie anhand der Langzeitverläufe aus unserer ersten Serie mit bis zu 7 Jahren zu erkennen war. Als Voraussetzung ist allerdings der intakte radiopalmare Bandapparat anzusehen. Eine schon präoperativ vorhandene ulnare Translokation, die als indirektes Zeichen der Schä-

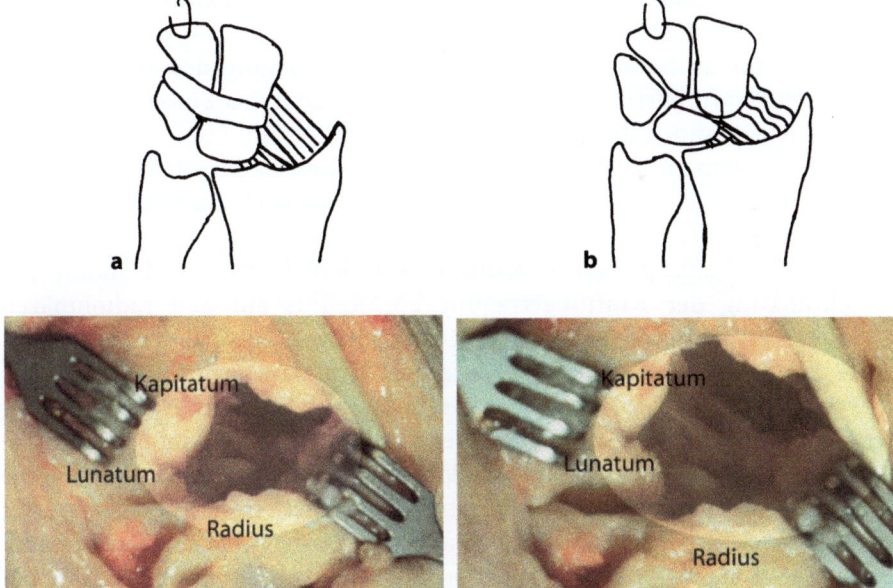

Abb. 8.1. a Erschlaffte radiokarpale Bänder, **b** nach Entfernung des Skaphoid, **c** nach Reposition von Kapitatum und Lunatum gespannte extrinsische Bänder und **d** entsprechender intraoperativer Befund

digung dieser Bandsysteme anzusehen ist, muss daher ebenso wie die Chondrokalzinose, die immer mit Destruktion der extrinsischen und intrinsischen Bänder einhergeht, als Kontraindikation angesehen werden (Garcia-Elias 1997).

Das zunächst auf die Arthrodese im Bereich des Kapitatum und Lunatum beschränkte Verfahren wurde im weiteren Verlauf auf die Einbeziehung des Hamatum und Triquetrum ausgeweitet. Der Vorteil besteht hier in einer stabileren Fixation ohne negativen Einfluss auf die Beweglichkeit. Gleichzeitig wird der bisweilen ebenfalls von Arthrose betroffene Gelenkanteil zwischen Hamatum und Triquetrum ausgeschaltet.

Der Aufrichtung des Os lunatum aus der DISI-Deformität in eine Neutralstellung kommt entscheidende Bedeutung zu. Von biomechanischer Seite ist hier im wesentlichen die Verlagerung der Kontaktfläche mit dem Radius in den zentralen Anteil und damit die Aufrichtung des Karpus zu nennen, die einem schmerzhaften dorsalen Impingement zwischen Restkarpus und Radiuskonsole entgegenwirkt. In unseren Untersuchungen konnten wir in einem größeren Kollektiv statistisch gesichert diesen Zusammenhang nachweisen. Bei fortbestehender DISI-Position zeigte sich eine signifikant geringere Schmerzreduktion nach mediokarpaler Teilarthrodese. Die alleinige Verschiebung des Kapitatum gegenüber dem Lunatum nach radial, die der Position eines intakten Karpus entspricht, hatte keinen signifikanten Einfluss auf die Schmerzreduktion im Vergleich zur Reposition von Kapitatum und Lunatum in beiden Ebenen. Da nach Entfernung des Skaphoid die Achse der Kraftübertragung vom Kapitatum durch das Lunatum verläuft, streben wir dennoch die Ausrichtung in einer Linie an. Ein weiterer Vorteil hierbei ist darin zu sehen, dass die radiokarpalen Bandsysteme hierdurch vermehrt gespannt werden und zu einer verbesserten Stabilisierung beitragen.

Die Ausschaltung der arthrotischen Gelenkflächen und damit die Beschränkung der Kraftübertragung am Radius auf den radiolunären Gelenkanteil ist für den Erfolg der Operation von entscheidender Bedeutung. In der CT-Osteoabsorptiometrie zeigt sich, dass nach Aufrichtung des Karpus die ausschließliche Kraftübertragung im radiolunären Gelenkabschnitt stattfindet. Befürchtungen über eine rasch progrediente radiolunäre Arthrose haben sich bei Langzeitverläufen in unserem Krankengut von bis zu 8 Jahren, ebenso wie in der Literatur, bisher nicht bestätigt (Ashmead et al. 1994; Krakauer et al. 1994; Lanz et al. 1996). Das vergrößerte Dichtemaximum, welches in der CT-Osteoabsorptiometrie nachweisbar ist, lässt auf eine breite Kontaktfläche der Kraftübertragung im radiolunären Gelenkabschnitt nach mediokarpaler Teilarthrodese schließen. Hierdurch wird der Entstehung von Druckspitzen bei der Kraftübertragung und damit frühzeitigen arthrotischen Veränderungen vorgebeugt.

8 Diskussion

Im Vergleich mit alternativen Therapiemaßnahmen beim fortgeschrittenen karpalen Kollaps muss zunächst die Ausgangssituation mit überwiegenden arthrotischen Veränderungen des Mediokarpalgelenkes (75%) Berücksichtigung finden. Die Entfernung der proximalen Handwurzelreihe ("proximal row carpectomy"), die einen intakten Kapitatumkopf voraussetzt, erscheint daher nicht erfolgversprechend (Saffar u. Fakhoury 1992). Berichte über dieses Therapieverfahren bei bereits vorliegender Arthrose des Kapitatumkopfes mit Bildung eines dorsalen Kapselbandlappens im Sinne einer Arthroplastik (Salomon u. Eaton 1996) umfassen lediglich 12 Patienten und haben daher nur eine geringe Aussagekraft. Der prothetische Gelenkersatz des Handgelenkes bleibt ausschließlich denjenigen Patienten vorbehalten, bei denen keine größeren Belastungen des Handgelenkes auftreten und ist daher auf den rheumatischen Formenkreis beschränkt. Die ausschließliche Denervation des Handgelenkes nach Wilhelm zeigt meist nur einen kurzfristigen Erfolg, da aufgrund der instabilen Situation des Karpus der karpale Kollaps weiterhin progredient mit Zunahme der arthrotischen Veränderungen und Auftreten von synovialitischen Reizerscheinungen verläuft.

Als letzte Alternative verbleibt somit die Totalarthrodese des Handgelenkes, die immer noch am häufigsten beim fortgeschrittenen karpalen Kollaps durchgeführt wird. In ihr wird eine sichere Lösung gesehen, die um den Preis des kompletten Verlustes der Beweglichkeit zur Schmerzfreiheit führen soll. Die Mitteilungen in der Literatur über das Zutreffen dieser These sind widersprüchlich. Länger zurückliegende Mitteilungen (Abbott et al. 1942; Robinson u. Kayfetz 1952) gehen von völliger Schmerzfreiheit aus. Bei der Durchsicht der aktuellen Literatur berichtet Weiss et al. (1995) bei 28 Patienten über Schmerzfreiheit in allen Fällen. Im Gegensatz hierzu steht die Arbeit von Field et al. (1996), die bei der Nachuntersuchung von 20 Patienten in der Hälfte der Fälle noch eine erhebliche Schmerzsymptomatik nachweisen konnten.

In unserer ersten Serie nach mediokarpaler Teilarthrodese fanden wir bei 45 Patienten eine deutliche Schmerzreduktion, Kraftzunahme und erhaltene Beweglichkeit von 30° Extension/Flexion (Krimmer et al. 1992). Vergleichbare Ergebnisse werden von Krakauer et al. (1994), die bei 23 Patienten eine Restbeweglichkeit von 54° Extension/Flexion fanden, und von Ahsmead et al. (1994) berichtet, die bei 100 Patienten ein durchschnittliches Bewegungsausmaß von 70° für Extension/Flexion nachwiesen. Im Hinblick auf die Grobkraft zeigte sich postoperativ ein Wert von 65% im Vergleich zur Gegenseite, vergleichbar den Werten von Ahsmead mit 77% im Vergleich zur Gegenseite. Nur ein kleiner Teil der Patienten (20%) war komplett schmerzfrei, aber die Mehrheit (80%) berichtete über eine deutliche Schmerzlinderung und war mit dem Operationsergebnis zufrieden.

Es stellte sich somit die Frage, ob der Patient von der erhaltenen Restbeweglichkeit nach Teilarthrodese einen echten Nutzen gegenüber der Totalarthrodese hat und ob nicht die möglicherweise verbesserte Schmerzreduktion nach Totalarthrodese für den Patienten von ebenso großem Nutzen ist wie die Restbeweglichkeit nach Teilarthrodese. In der einzigen bisher publizierten Arbeit, die Teil- mit Totalarthrodesen vergleicht (Hastings et al. 1993), wird die Totalarthrodese als überlegenes Verfahren gesehen. Als Gründe werden die Schmerzfreiheit nach Totalarthrodese und der fehlende Funktionsgewinn durch die allenfalls geringe Restbeweglichkeit nach Teilarthrodese angeführt, wobei die Darstellung dieser Ergebnisse auf nur wenigen, retrospektiv erhobenen Parametern beruht. Zusammenfassend wird vor diesem Hintergrund die Teilarthrodese im europäischen Raum als unsicheres Verfahren angesehen.

In der hier dargestellten prospektiven Untersuchung über die mediokarpalen Teilarthrodese zeigte sich postoperativ eine durchschnittliche Beweglichkeit von 54° für Extension/Flexion, 65% der Kraft zur Gegenseite und eine signifikante Schmerzreduktion auf der visuellen Analogskala. 86% der Patienten beantworteten die Frage, ob sie die Operation noch einmal durchführen lassen würden mit "ja" und waren mit dem Operationsergebnis zufrieden. Eine ähnlich hohe Zufriedenheit mit 83% fand sich bei 41 Patienten nach Totalarthrodese des Handgelenkes. Hieraus wird ersichtlich, dass mit der ausschließlich globalen subjektiven Darstellung aus Patientensicht keine differenzierten Aussagen möglich sind.

Erst durch die Anwendung eines traditionellen und eines patientenorientierten Bewertungsschemas (traditioneller Handgelenkscore und DASH-Score) konnte eine sichere Differenzierung durchgeführt werden. Sowohl für den traditionellen Handgelenkscore als auch für den DASH-Score konnte ein statistisch signifikant günstigeres Ergebnis für die Gruppe der Teilarthrodesen nachgewiesen werden. Die signifikante Korrelation zwischen dem traditionellen Score und dem DASH-Score macht deutlich, dass dieses patientenorientierte Instrument auch für Erkrankungen des Handgelenkes Validität aufweist. Der große Vorteil ist darin zu sehen, dass es unabhängig von der Diagnose und dem jeweiligen Therapieverfahren auf Erkrankungen der oberen Extremität angewandt werden kann.

In der vorliegenden Untersuchung zeigt sich, dass die mediokarpale Teilarthrodese zu einer vergleichbaren Schmerzreduktion wie die Totalarthrodese, entsprechend einem nicht signifikanten Unterschied im Teil B, führt. Die geringere Einschränkung der Patienten mit Teilarthrodese ist durch die deutlich günstigeren Resultate im funktionellen Teil A bedingt, wodurch auch der statistisch nachweisbare Unterschied für eine geringere Einschränkung im Gesamt-DASH-Score hervorgerufen wird. Die bisher vertretene These, dass die Totalarthrodese des Handgelenkes zur Schmerzfreiheit

8 Diskussion

führt, kann nicht aufrechterhalten werden. Vergleichbare Ergebnisse werden von anderen Autoren (Sauerbier et al. 1997) dargestellt, die mit 47 Punkten nach dem DASH-Score eine ähnliche Einschränkung nach Totalarthrodese des Handgelenkes bei 42 Patienten fanden und über eine noch erhebliche Schmerzsymptomatik nach Totalarthrodese berichteten.

Die statistische Aufarbeitung der Einzelfragen macht deutlich, dass Patienten mit Teilarthrodese bei funktionellen Tätigkeiten und Verrichtungen der persönlichen Hygiene erheblich günstigere Resultate aufweisen. Der Vergleich des Schmerzverhaltens im Alltag und nach Belastung zeigt, dass in beiden Gruppen durchschnittlich keine Schmerzfreiheit vorliegt. Dieser Unterschied ist statistisch nicht signifikant, zeigt jedoch tendenziell günstigere Ergebnisse in der Gruppe der Teilarthrodesen. Die mediokarpale Teilarthrodese führt somit zu einer vergleichbaren Schmerzreduktion wie die Totalarthrodese bei deutlichen Vorteilen im funktionellen Bereich durch die erhaltene Restbeweglichkeit.

Eine primäre Indikation zur Totalarthrodese des Handgelenkes beim fortgeschrittenen karpalen Kollaps sehen wir aufgrund dieser Ergebnisse nur noch in Ausnahmefällen, wenn entweder eine Arthrose im radiolunären Gelenk vorliegt oder aufgrund der Schädigung des radiokarpalen Bandapparates eine ulnare Translokation zu beobachten ist. Möglicherweise kann durch weitere Verbesserung des Fragenkataloges die Korrelation zwischen dem DASH-Score und dem traditionellen Handgelenkscore noch gesteigert werden und in naher Zukunft die Beurteilung von Behandlungsergebnissen an der oberen Extremität allein auf der Basis eines patientenorientierten Scores erfolgen. Derzeit ist allerdings noch ein paralleles Vorgehen mit Verwendung beider Scoresysteme zu empfehlen.

Zielvorstellung ist es, ein Bewertungsschema für die obere Extremität zu erstellen, mit dem die Funktionseinschränkung nach einem Trauma oder infolge eines bestimmten Operationsverfahrens quantifiziert werden kann. Hierdurch wäre es möglich, verschiedene operative Behandlungsmethoden für eine bestimmte Diagnose unabhängig von der jeweiligen Klinik zu vergleichen. Ebenso könnte durch Differenzierung der zu erwartenden Funktionseinschränkung nach einer operativen Behandlung das für den einzelnen Patienten günstigste Verfahren ausgewählt werden.

9 Zusammenfassung

Der fortgeschrittene karpale Kollaps entsteht als Folge der Unterbrechung der proximalen Handwurzelreihe mit nachfolgender Instabilität. In Abhängigkeit von der Ursache erfolgt eine Differenzierung in SNAC-Wrist ("scaphoid nonunion advanced collapse") nach Kahnbeinpseudarthrose und SLAC-Wrist ("scapholunate advanced collapse") nach Ruptur des skapholunären Bandes. Das Ausmaß der Arthrose wird unter therapeutischen Gesichtspunkten in 3 Schweregrade eingeteilt. Die überwiegende Mehrzahl in dem dargestellten Patientengut ($n = 150$) weist bereits arthrotische Veränderungen im Mediokarpalgelenk entsprechend Schweregrad III auf. Rekonstruktive Maßnahmen sind daher ebenso wie die Entfernung der proximalen Handwurzelreihe ausgeschlossen.

Im Gegensatz zur Totalarthrodese des Handgelenkes stellt die mediokarpale Teilarthrodese für den symptomatischen Patienten ein bewegungserhaltendes Verfahren dar. Durch die komplette Entfernung des Skaphoid und Arthrodese des Mediokarpalgelenkes werden die arthrotischen Gelenkflächen ausgeschaltet. Mit Hilfe der CT-Osteoabsorptiometrie konnte nachgewiesen werden, dass durch dieses Verfahren eine Umleitung der Kraftübertragung auf die erhaltene Gelenkfläche zwischen Radius und Lunatum erfolgt. Die destruierte radioskaphoidale Gelenkfläche wird entlastet. Der Nachweis eines vergrößerten Dichtemaximums in der Fovea lunata nach mediokarpaler Teilarthrodese lässt auf eine vergrößerte Kontaktfläche in diesem Gelenkabschnitt schließen. Hierdurch wird der Entstehung von Druckspitzen bei der Kraftübertragung am Handgelenk vorgebeugt. Eine progrediente radiolunäre Arthrose ist daher nicht zu befürchten. Dies wird durch die klinischen Verläufe bestätigt.

Der Erfolg dieser Operation ist abhängig von der Achsenkorrektur mit Aufrichtung des kollabierten Karpus. Die Analyse der postoperativen Röntgenbilder macht deutlich, dass dies nicht in allen Fällen vollständig gelungen ist. In dem dargestellten Krankengut war dies in 52% möglich, in 13% lag eine Pseudarthrose vor und in 33% ließen sich verbliebene Fehlstellungen

9 Zusammenfassung

unterschiedlichen Ausmaßes nachweisen, die gesondert differenziert wurden. Es lässt sich aufgrund der Einzelanalysen bestätigen, dass die Schmerzreduktion nach Beseitigung der Fehlstellung und knöchernem Durchbau im Mediokarpalgelenk signifikant stärker ausgeprägt ist als bei einer weiterbestehenden Dorsalkippung des Lunatum (DISI-Deformität, "dorsal intercalated segment instability").

Im Gesamtkollektiv von 125 dokumentierten Patienten zeigt die mediokarpale Teilarthrodese das Profil einer signifikanten Schmerzreduktion, erhaltenen Restbeweglichkeit von 57° für Extension/Flexion und groben Kraft von 65% im Vergleich zur Gegenseite. Die unterschiedliche Technik mit Verwendung eines Spongiosablockes vom Beckenkamm oder von Spongiosa aus der Radiuskonsole hat ebenso wenig einen signifikanten Einfluss auf das postoperative Resultat wie die präoperative Ausgangssituation SLAC oder SNAC.

Die Ergebnisse von 97 Patienten nach mediokarpaler Teilarthrodese werden gesondert in einem traditionellen Handgelenkscore und einer patientenorientierten Erhebung (DASH-Score, "disabilities of arm, shoulder, and hand") ausgewertet. In der direkten Gegenüberstellung mit einem Kollektiv von 41 Patienten nach Totalarthrodese des Handgelenkes zeigt sich eine signifikante Überlegenheit der Teilarthrodese in beiden Bewertungsschemata.

Im Gegensatz zu den überwiegenden Berichten in der Literatur stellt die Totalarthrodese keine Garantie für Schmerzfreiheit dar. Bei vergleichbarer Schmerzreduktion ohne signifikante Unterschiede zwischen beiden Kollektiven findet sich eine signifikant geringere Einschränkung im funktionellen Bereich nach Teilarthrodese. Dies kann durch differenzierte Analysen anhand der Einzelfragen im DASH-Score nachgewiesen werden. Die signifikante Korrelation zwischen dem traditionellen Handgelenkscore und dem DASH-Score deutet darauf hin, dass möglicherweise durch Fortentwicklung dieses Instrumentes eine Beurteilung von Behandlungsergebnissen unabhängig vom Einfluss des Untersuchers möglich wird. Hierdurch wäre eine bessere Vergleichsmöglichkeit der Ergebnisse unterschiedlicher Behandlungsmethoden zwischen verschiedenen Institutionen möglich.

Anhang

DASH-Fragebogen

Der vorliegende Fragebogen beschäftigt sich sowohl mit Ihren Symptomen als auch Ihren Fähigkeiten, bestimmte Tätigkeiten/Aktivitäten auszuführen. Bitte beantworten Sie alle Fragen gemäß Ihrem Zustand, indem Sie die entsprechende Zahl einkreisen. Es ist nicht entscheidend, mit welchem Arm oder mit welcher Hand Sie Ihre Tätigkeiten/Aktivitäten ausüben. Antworten Sie einfach entsprechend Ihrer Fähigkeiten, egal wie Sie die Aufgaben meistern konnten.

Teil A. Bitte schätzen Sie Ihre Fähigkeiten ein, folgende Tätigkeiten/Aktivitäten in der letzten Woche auszuführen, indem Sie die entsprechende Zahl einkreisen

	Keine Schwierigkeiten	Wenig Schwierigkeiten	Merkliche Schwierigkeiten	Erhebliche Schwierigkeiten	Nicht möglich
1. Ein Marmeladen-, Einmach-, Honigglas öffnen	1	2	3	4	5
2. Schreiben	1	2	3	4	5
3. Schlüssel umdrehen	1	2	3	4	5
4. Eine Mahlzeit zubereiten	1	2	3	4	5
5. Eine schwere Tür aufstoßen	1	2	3	4	5
6. Etwas auf ein Regal über Kopfhöhe stellen	1	2	3	4	5
7. Schwere Hausarbeit (Böden putzen, Wände abwaschen)	1	2	3	4	5
8. Garten- oder Hofarbeit	1	2	3	4	5
9. Betten machen	1	2	3	4	5
10. Eine Einkaufstüte oder Aktenkoffer tragen	1	2	3	4	5
11. Schwere Gegenstände tragen (über 10 kg)	1	2	3	4	5
12. Eine Glühbirne über Kopf auswechseln	1	2	3	4	5
13. Haare waschen oder fönen	1	2	3	4	5
14. Den Rücken waschen	1	2	3	4	5

Teil A. (Fortsetzung)

	Keine Schwierigkeiten	Wenig Schwierigkeiten	Merkliche Schwierigkeiten	Erhebliche Schwierigkeiten	Nicht möglich
15. Einen Pullover anziehen	1	2	3	4	5
16. Ein Messer benutzen, um Lebensmittel zu schneiden	1	2	3	4	5
17. Freizeitaktivitäten, die wenig körperliche Anstrengung verlangen (z. B. Karten spielen, Stricken usw.)	1	2	3	4	5
18. Freizeitaktivitäten, bei denen Sie Ihren Arm mit mehr oder weniger Anstrengung benutzen, wie z. B. Tennis, Heimwerken, Golf usw.	1	2	3	4	5
19. Freizeitaktivitäten, bei denen Sie Ihren Arm frei bewegen (z. B. Badminton, Frisbee, Squash)	1	2	3	4	5
20. Am Straßenverkehr teilnehmen oder öffentl. Verkehrsmittel benutzen, um von einem Platz zum anderen zu gelangen	1	2	3	4	5
21. Sexuelle Aktivität	1	2	3	4	5
22. In welchem Ausmaß haben Ihre Schulter-, Arm- oder Handprobleme Ihren normalen Kontakt zu Familie, Freunden, Nachbarn oder anderen Gruppen während der vergangenen Wochen beeinflusst?	Überhaupt nicht 1	Kaum 2	Merklich 3	Deutlich 4	Extrem 5
23. Waren Sie in der vergangenen Woche durch Ihre Schulter-, Arm- oder Handprobleme in Ihrer Arbeit oder anderen täglichen Aktivitäten eingeschränkt?	Überhaupt nicht 1	Kaum 2	Merklich 3	Deutlich 4	Extrem 5

Teil B. Bitte schätzen Sie die Schwere der folgenden Symptome während der letzten Woche ein (Kreisen Sie dazu die entsprechende Zahl ein)

	Keine	Wenig	Mittel	Erheblich	Extrem
24. Schmerzen in Schulter, Arm, Hand	1	2	3	4	5
25. Schmerzen in Schulter, Arm, Hand, nachdem Sie eine bestimmte Tätigkeit ausgeführt haben	1	2	3	4	5
26. Kribbeln (Nadelstiche) in Schulter, Arm, Hand	1	2	3	4	5
27. Schwächegefühl in Schulter, Arm, Hand	1	2	3	4	5
28. Steifheit in Schulter, Arm, Hand	1	2	3	4	5
29. Hatten Sie in der letzten Woche Schlafstörungen wegen Schmerzen in Schulter, Arm oder Hand?	Keine Schwierigkeiten 1	Wenig Schwierigkeiten 2	Merkliche Schwierigkeiten 3	Erhebliche Schwierigkeiten 4	Soviel Schwierigkeiten, dass ich nicht schlafen konnte 5
30. Durch meine Probleme in Schulter, Arm oder Hand fühle ich mich weniger fähig, mein Selbstvertrauen ist eingeschränkt, und ich bin weniger nützlich.	Stimme überhaupt nicht zu 1	Stimme nicht zu 2	Weiß nicht 3	Stimme zu 4	Stimme nicht zu 5

Teil C. Die folgenden Fragen beziehen sich auf den Einfluss, den Ihr Schulter-, Arm-, oder Handproblem auf das Spielen Ihres Musikinstrumentes oder das Ausüben Ihres Sports hat. Kreisen Sie dazu die entsprechende Zahl ein. Wenn Sie mehr als ein Instrument spielen oder mehr als eine Sportart ausführen, so geben Sie bitte an, welches Instrument oder welche Sportart für Sie am wichtigsten ist

	Keine Schwierigkeiten	Wenig Schwierigkeiten	Merkliche Schwierigkeiten	Erhebliche Schwierigkeiten, aber machbar	Nicht möglich
1. In der üblichen Art und Weise Ihr Musikinstrument zu spielen oder Sport zu treiben	1	2	3	4	5
2. Wegen der Schmerzen in Schulter, Arm oder Hand Ihr Musikinstrument zu spielen oder Sport zu treiben	1	2	3	4	5
3. So gut wie Sie es gewohnt waren, Ihr Musikinstrument zu spielen oder Sport zu treiben	1	2	3	4	5
4. Ihre gewohnte Zeit mit dem Spielen Ihres Musikinstrumentes oder mit Sporttreiben zu verbringen	1	2	3	4	5

Auswertung

30 Fragen:

$$\frac{\text{Gesamtpunktwert} - \text{Bandbreite (30)}}{\text{Bandbreite (1,2)}} = \text{DASH-Funktionswert (0-100)}$$

Literatur

Abbott LC, Saunders JB (1942) Arthrodesis of the wrist with the use of grafts of cancellous bone. J Bone Joint Surg 24:883-898

Amadio PC (1997) Functional assessment. In: Foucher G (ed) Reconstructive surgery in hand mutilation. Dunitz, London, pp 13-20

Ashmead D, Watson HK (1994) SLAC-Wrist reconstruction. In: Gelberman RH (ed) The wrist - Masters techniques in orthopedic surgery. Raven, New York, pp 319-330

Ashmead D, Watson HK, Damon C, Herber S, Paly W (1994) Scapholunate advanced collapse. Wrist salvage. J Hand Surg 19 A:741-750

Baratz ME, Towsen A (1997) Midcarpal arthrodesis - Four bone technique. TechHand Upper Extrem Surg 1:237-244

Berger RA, Blair WF (1982) The scapholunate ligament. J Hand Surg 7:87-91

Berger RA, Blair WF (1984) The radioscapholunate ligament: A gross and histologic description. Anat Rec 210:393-405

Berger RA, Kauer JM, Landsmeer JM (1991) Radioscapholunate ligament. J Hand Surg 16 A:350-355

Berger RA (1996) The gross and histologic anatomy of the scapholunate ligament. J Hand Surg 21 A:170-178

Bickert B, Kluge S, Sauerbier M, Germann G (1997) Handgelenksarthrodese. Das Ende der Schmerzen? In: Schweiberer L, Tscherne H (Hrsg) Hefte zu Der Unfallchirurg. Springer, Berlin Heidelberg New York Tokyo, S 631-635

Bortz J (1992) Statistik. 4. Aufl. Springer, Berlin Heidelberg New York Tokyo

Brady MJ, Cella DF, Mo F, Bonomi AE, Tulsky DS (1997) Reliability and validity of the Functional Assessment of Cancer Therapy - Breast quality-of-life instrument. J Clin Oncol 15/3: 974-986

Buck-Gramcko D (1977) Denervation of the wrist joint. J Hand Surg 2: 54-61

Buck-Gramcko D (1985) Die skapholunäre Dissoziation. Handchir Mikrochir Plast Chir 17: 194-199

Bullinger M, Kirchberger I, Ware J (1995) Der deutsche SF-36 Health Survey. Z Gesundheitswiss 3: 21-36

Cooney WP, Bussey R (1987) Difficult wrist fractures. Clin Orthop Rel Res 213:136-147

Dobyns JH, Linscheid RL, Macksoud WS (1985) Proximal carpal row instability, nondissociative. Orthop Trans 9:574-579

Dobyns JH (1992) Carpal instability - A review. In: Nakamura R, Linscheid RL, Miura T (eds) Wrist disorders. Current concepts and challenges. Springer, Berlin Heidelberg New York Tokyo, pp 239-246

Fick R (1901) Über die Bewegungen in den Handgelenken. Abh Math Phys D Wissensch Math-Phys 26: 419-468

Field J, Herbert J, Prosser R (1996) Total wrist fusion. A functional assessment. J Hand Surg 21B:429-433
Fisk GR (1970) Carpal instability and the fractured scaphoid. Ann R Coll Surg E:63-76
Friedman SL, Palmer AK (1991) The ulnar impaction syndrome. Hand Clin 7:295-310
Garcia-Elias M (1997) General causes of radiocarpal stiffness. In: Copeland AS, Gschwend N, Landi A, Saffar P (eds) Joint stiffness of the upper limb. Dunitz, London, pp 169-177
Germann G, Wind G, Harth A (1999) Der DASH Fragebogen - Ein neues Instrument zur Beurteilung von Behandlungsergebnissen an der oberen Extremität. Handchir Mikrochir Plast Chir 31:149-152
Gilford WW, Balton RH, Lambrinudi C (1943) The mechanism of the wrist joint with special reference to fractures of the scaphoid. Guy's Hosp Rep 92:52-59
Gill DRJ, Ireland DCR (1997) Limited wrist arthrodesis for the salvage of SLAC Wrist. J Hand Surg 22 B: 461-465
Giunta R, Löwer N, Kierse R (1997) Die Beanspruchung des Radiokarpalgelenkes. CT-Untersuchungen der subchondralen Knochendichte in vivo. Handchir Mikrochir Plast Chir 29: 32-37
Giunta R, Löwer N, Wilhelm K (1997) Altered patterns of subchondral bone mineralization in Kienböck's disease. J Hand Surg 22 B: 16-20
Haddad RJ, Riordan DC (1967) Arthrodesis of the wrist: A surgical technique. J Bone Joint Surg:49 A: 950-954
Hara T, Horii E, An KN (1992) Force distribution across the wrist joint: Application of pressure-sensitive conductive rubber. J Hand Surg 17 A:339-347
Hastings H, Weiss AP, Strickland JW (1993) Die Arthrodese des Handgelenks. Indikation, Technik und funktionelle Konsequenzen für Hand und Handgelenk. Orthopäde 22: 86-91
Hastings H, Weiss AP, Quenzer D, Wiedeman GP, Hanington KR, Strickland JW (1996) Arthrodesis of the wrist for post-traumatic disorders. J Bone Joint Surg 78 A: 897-90
Henke W (1859) Die Bewegungen der Handwurzel. Zentralb Rat Med 7: 27-42
Horii E, Garcia-Elias M, An KN (1990)Effect on force transmission across the carpus in procedures used to treat Kienböck's disease. J Hand Surg 15 A:393-400
Hudak PL, Amadio PC, Bombardier C (1996) Development of an upper extremity outcome measure: The DASH (disabilities of the arm, shoulder, and Hhand). Am J Ind Med 29: 602-608
Imbriglia JE, Broudy AS, Hagberg WC, McKernan D (1990) Proximal row carpectomy: clinical evaluation. J Hand Surg 15 A:426-430
Inglis AE, Jones EC (1977) Proximal row carpectomy for diseases of the proximal row. J Bone Joint Surg 48 A:460-463
Johnston RB, Seiler JG, Miller EJ, Drvaric DM (1995) The intrinsic and extrinsic ligaments of the wrist. A correlation of collagen typing and histologic appearance. J Hand Surg 20B:750-754
Kasperczyk WJ, Meier J, Tscherne H (1996) Vergleich von drei Score-Systemen. In: Schweiberer L, Tscherne H (Hrsg) Hefte zu Der Unfallchirurg. Springer, Berlin Heidelberg New York Tokyo, S 126-127
Kauer JMG (1980) Functional anatomy of the wrist. Clin Orthop 149:9-20
Koebke J, Fehrmann P, Mockenhaupt J (1989) Zur Beanspruchung des normalen und des pathologischen Handgelenkes. Handchir Mikrochir Plast Chir 21:127-133
Krakauer JD, Bishop AT, Cooney WP (1994) Surgical treatment of scapholunate advanced collapse. J Hand Surg 19 A:751-759
Krimmer H, Sauerbier M, Vispo-Seara JL, Schindler G, Lanz U 1992) Fortgeschrittener karpaler Kollaps (Slac-Wrist) bei Skaphoidpseudarthrose - Therapiekonzept: Mediokarpale Teilarthrodese. Handchir Mikrochir Plast Chir 24: 191-198
Krimmer H, Lanz U (1996) Die Mediokarpale Teilarthrodese des Handgelenkes. Operat Orthop Traumatol 8: 175-184

Krimmer H, Krapohl B, Sauerbier M, Hahn P (1997) Der Posttraumatische karpale Kollaps (SLAC- und SNAC-wrist) - Stadieneinteilung und therapeutische Möglichkeiten. Handchir Mikrochir Plast Chir 29:228-233

Lanz U, Krimmer H, Sauerbier M (1996) Advanced carpal collapse: Treatment by limited wrist fusion. In: Büchler (ed) Wrist instability. Dunitz, London, pp 139-145

Larsson SE (1974) Compression arthrodesis of the wrist. Clin Orthop 99:146-153

Levine DW, Katz JN (1993) A self-administered questionnaire for the assessment of severity of symptoms and functional status in carpal tunnel syndrome. J Bone Joint Surg 75 A: 1585-1592

Lichtman DM, Schneider JR, Swafford AR, Mack GR (1981) Ulnar midcarpal instability - Clinical and laboratory analysis. J Hand Surg 6:515-523

Lichtman DM (1997) Introduction to the carpal instabilities. In: Lichtman DM (ed) The wrist and its disorders. Saunders, Philadelphia, pp 181-188

Linscheid RL, Dobyns JH, Beabout JW, Bryan RS (1972) Traumatic instability of the wrist. J Bone Joint Surg 54 A:1612-1632

Linscheid RL, Dobyns JH, Beckenbaugh RD, Cooney WP, Wood MB (1983) Instability patterns of the wrist. J Hand Surg 8 A: 682-686

Linscheid RL, Dobyns JH (1992) Treatment of scapholunate dissociation. Hand Clin 4: 645-652

Lohmann H, Buck-Gramcko D (1982) Indikation und Ergebnisse der Handgelenksarthrodesen. Handchir Mikrochir Plast Chir 14: 172-182

May O (1996) The pisiform: Sesamoid or carpal bone? Ann Chir de la Main 15:265-271

Mayfield JK, Johnson RP, Kilcoyne RK (1980) Carpal dislocations: Pathomechanics and progressive perilunar instability. J Hand Surg 5 A:226-241

Mayfield JK (1984) Patterns of injury to carpal ligaments. A spectrum. Clin Orthop 187: 36-42

Meuli HC, Fernandez DL (1995) Uncemented total wrist arthroplasty. J Hand Surg 20 A: 115-122

Müller-Gerbl M, Putz R, Hodapp N, Schulte E, Wimmer B (1990) Computed tomography osteoabsorp-
tiometry: A method of assessing the mechanical condition of the major joints in a living subject. Clin Biomech 5:193-198

Müller-Gerbl M, Löwer N, Wilhelm K (1994) Stress analysis of the radiocarpal joint from a determination of the subchondral mineralisation pattern. In: Schuind F, An KN, Coney WP, Garcia-Elias M (eds) Advances in the biomechanics of the hand and wrist. Plenum, New York London, pp 159-165

Murray PM (1996) Current status of wrist arthrodesis and wrist arthroplasty. Clin Plast Surg 23:3: 385-94

Navarro A (1937) Anatomia y fisiologia del carpo. An Inst Clin Quir Chir Exp 1: 162-250

Neugebauer E, Bouillon B (1994) Was können Scoresysteme leisten. Unfallchirurg 97: 172-176

Osoba D, Aaronson NK, Muller M, Yung WK (1996) The development and psychometric validation of a brain cancer quality-of-life questionnaire for use in combination with general cancer-specific questionnaires. Qual Life Res 5/1: 139-150

Palmer AK, Frederick WW, Mech M, Murphy BS, Glisson R (1985) Functional wrist motion: A biomechanical study. J Hand Surg 10 A:39-46

Robinson RF, Kayfetz DO (1952) Arthrodesis of the wrist. J Bone Joint Surg 34 A:64-70

Saffar P, Fakhoury B (1992) Résection de la première rangée contre arthrodèse partielle des os du carpe dans les instabilités du carpe. Ann Chir de la Main 11:276-280

Sachs L (1992) Angewandte Statistik. Springer, Berlin Heidelberg New York Tokyo

Salomon GD, Eaton G (1996) Proximal row carpectomy with partial capitate resection. J Hand Surg 21 A: 2-8

Sauerbier M, Kania NM, Kluge S, Bickert B, Germann G (1999) Erste Ergebnisse mit der neuen AO-Handgelenksarthrodesenplatte. Handchir Mikrochir Plast Chir 31: 260-265
Schmidt HM, Lanz U (1992) Chirurgische Anatomie der Hand. Hippokrates, Stuttgart; S 46-71
Schmitt R, Lanz U (1996) Bildgebende Diagnostik der Hand. Hippokrates, Stuttgart, S 122-127
Sennwald GR, Zdravkovic V, Kern HP, Jacob HAC (1993) Kinematic of the wrist and its ligaments. J Hand Surg 18 A:805-814
Swiontkowski MF (1995) Outcome measurement in orthopaedic trauma surgery. Injury 10:653-657
Taleisnik J (1976) The ligaments of the wrist. J Hand Surg 9 A:110-118
Tomaino MM, Miller RJ, Cole I, Burton RI (1994) Scapholunate advanced carpal collapse: Proximal row carpectomy or limited wrist arthrodesis with scaphoid excision? J Hand Surg 19 A:134-142
Viegas SF, Tencer AF, Cantrell J (1987) Load transfer characteristics of the wrist. Part I. The normal joint. J Hand Surg 12 A:971-978
Viegas SF, Patterson RM, Werner FW (1991) Joint contact area and pressure. In: An KN, Berger RA, Cooney WP (eds) Biomechanics of the wrist. Springer, Berlin Heidelberg New York Tokyo, pp 99-126
Viegas SF, Patterson RM, Todd P (1993) Load mechanics in the midcarpal joint. J Hand Surg 18 A: 14-18
Viegas SF, Galveston TX (1994) Limited arthrodesis for scaphoid nonunion. J Hand Surg 19 A: 127-133
Watson HK, Hempton RF (1980). Limited wrist arthrodeses. Part I: The triscaphoid joint. J Hand Surg 5 A: 320-327
Watson HK, Goodman ML, Johnson TR (1981) Limited wrist arthrodesis. Part II: Intercarpal and radiocarpal combinations. J Hand Surg 6: 223-233
Watson HK, Ballet FL (1984) The Slac wrist: Scapholunate advanced collapse pattern of degenerative arthritis. J Hand Surg 9 A: 358-365
Watson HK, Ryu J (1986) Evolution of arthritis of the wrist. Clin Orthop 202: 57-67
Watson HK (1990) The wrist: Difficult problems and current solutions. Ann Chir Main 9:152
Weiss APC, Wiedemann J, Quenzer D, Hanington KR, Hastings H, Strickland JW (1995) Upper extremity function after wrist arthrodesis. J Hand Surg 20 A: 813-817
Wilhelm A (1973) Schmerzzustände im Bereich der oberen Extremität und ihre Behandlung. Chirurg 44: 249 -255
Winer BJ, Brown DR, Michels KM (1991) Statistical principles in experimental design. McGraw-Hill, New York
Wyrick JD, Stern PJ, Kiefhaber TR (1995) Motion-preserving procedures in the treatment of scapholunate advanced carpal collapse wrist: Proximal row carpectomy versus four-corner arthrodesis. J Hand Surg 20 A: 965-970
Zdravkovic V, Jacob HAC, Sennwald GR (1995) Physical equilibrium of the normal wrist and its relation to clinically defined instability. J Hand Surg 20 B: 159-164

Sachverzeichnis

Achsenfehlstellung 13, 46
Achsenkorrektur 36, 46
Analogskala 37
– verbale 37
– visuelle 37
Anatomie, Handgelenk 6
Arthrodese
– Teilarthrodese, mediokarpale (s. dort)
 2–4, 22, 24–28, 37–47, 48–57
– Totalarthrodese 1, 3, 23, 55, 62
Arthrose (s. auch Pseudarthrose) 15, 18
– radioulnäre 60
– Schweregrad 19
– Stadieneinteilung 19, 20

Bänder (s. auch Lig.)
– extrinsische 8
– intrinsische 8, 9
– V-Band
– – distales 8
– – proximales 8
Bewegung
– bewegungserhaltende Verfahren 22
– Restbeweglichkeit 62
Bewertungsmaßstäbe 4

„carpectomy, proximal row carpetomy"
 22, 61
Chondrokalzinose 26, 60
CID („carpal instability dissociative") 13, 15
CIND („carpal instability nondissociative") 13
clinical outcome" 5
CT des Handgelenks 40
CT-Osteoabsorptiometrie (CT-OAM) 4, 31, 32, 35

DASH-Score (patientenorientierter Score
 für die obere Extremität) 5, 50–52, 54, 62
– Validität 52
Dichtemaximum 32, 34, 60
DISI („dorsal intercalated segment instability") 12, 13, 25, 38, 60
– Deformität 39
– fortbestehende 38, 60
– Position 25
Dissoziation, skapholunäre 1, 15, 40
Dyskinematik 14
Dyskinetik 14

Handgelenk / „wrist"
– Anatomie 6
– SLAC (scapholunate advanced collapse)
 wrist 1, 16–18
– SNAC (scaphoid nonunion advanced
 collapse) wrist 1, 3, 16, 18, 19
Handgelenkscore, traditioneller 4, 48–50, 54
Handgelenksdenervation 2, 23
Handgelenksprothese 2, 23
Handwurzelreihe 6
– distale 6, 8
– proximale 6, 8
historische Entwicklung 10

„impingement" 25, 58
Instabilität, karpale 1, 12, 13
– CID („carpal instability dissociative")
 13, 15
– CIND („carpal instability nondissociative") 13
– Definition 12
– DISI („dorsal intercalated segment
 instability") 12, 13, 25, 38, 60

- VISI („volar intercalated segment instability") 12, 13

Kahnbeinpseudarthrose 15, 40, 41
karpale
- Höhe 17
- Instabilität 1
- Stabilität, Konzepte 10-12
- - Ringkonzept 11, 12
- stadienabhängige Therapie, karpaler Kollaps 23
Karpalgelenk 1, 7
- Mediokarpalgelenk 1, 7
- Radiokarpalgelenk 1
Knochenplatte, subchondrale 33
Knorpelkontaktflächen 18
Kollaps, karpaler 1, 4
- fortgeschrittener 58
- posttraumatischer 15-23, 58
- - Diagnostik 21
- - SLAC („scapholunate advanced collapse) wrist" 17, 18
- - SNAC („scaphoid nonunion advanced collapse) wrist" 16, 18, 19, 22
- - Stadieneinteilung 19, 20
- - Symptomatik 20
- - Therapie 21
- - Ursachen 15, 16
- Ursache (*Übersicht*) 40
Kontaktflächen 30
Kontraindikationen 26
Korrekturosteotomie 42
Kraft im Vergleich SLAC und SNAC 44
Kraftübertragung im Handgelenk 29-36
- CT-Osteoabsorptiometrie 31, 32, 35
- eigene Untersuchungen 32-36
- Messmethoden 29-31

Lig. (*s. auch* Bänder) 8
- lunotriquetrum 9
- radiolunotriquetrum 8
- scaphocapitatum 10
- scapholunatum 9
- scaphotrapeziotrapezoideum (STT-Ligament) 10
- ulnolunatum 8
Lunatum 7, 10
Lunatummalazie 14
Mann-Whitney-U-Test 39
Mediokarpalgelenk 1, 7
Mineralisierung 31, 32
- subchondrale 32, 33

Osteoabsorptiometrie, CT- (CT-OAM) 4, 31, 32, 35

Prothese
- Handgelenksprothese 2, 23
- Silikonprothese 58
Pseudarthrose (*s. auch* Arthrose) 15
- Kahnbeinpseudarthrose 15, 40, 41

Radiokarpalgelenk 1
radioulnäres Gelenk 2
rekonstruktive Maßnahmen 22
Reposition 34, 36
- achsengerechte 36
- unzureichende 36
Repositionsmanöver 26
Restbeweglichkeit 62
Rettungsoperation („salvage procedures") 22
Ringkonzept 11, 12
Ringsystem 8
Röntgenstatus 38
„row carpectomy, proximal" 22, 61

„salvage procedures" (Rettungsoperation) 22
Säule 6, 11
- radiale 6
- ulnare 6
- zentrale 6, 25
Säulentheorie (*Übersicht*) 11
Schmerzreduktion 42, 43, 46, 61
Score 48-57
- DASH-Score (patientenorientierter Score für die obere Extremität) 5, 50-52, 54, 62
- Entwicklung von Scoresystemen 48
- Handgelenkscore, traditioneller 4, 48-50, 54
- medikokarpale Teilarthrodese vs. Totalarthrodese durch Scorebewertung 48-57
- patientenorientierter 48
Segment, zwischengeschaltetes 8
Signifikanzen 39
Silikonprothese 58
Silikonsynovialitis 25, 58
Skaphoid 7
skapholunäre Dissoziation 1, 15, 40
SLAC („scapholunate advanced collapse) wrist" 1, 16-18
SNAC („scaphoid nonunion advanced collapse) wrist" 1, 3, 16, 18, 19

Sachverzeichnis

- Stadium I 22
Spongiosa 26, 44
- Beckenkamm 26, 44
- Radius 26, 44
Stabilität, Konzepte 10–12
stadienabhängige Therapie, karpaler Kollaps 23
STT (scaphotrapeziotrapezoideum)
- Fusion 22
- Ligament 10
Synovialititis, Silikon 25

Teilarthrodese, mediokarpale 2, 3, 22, 24–28, 37–47, 48–57
- Datenerfassung 37
- - Ergebnisse 40
- - Klinik 37
- - postoperativer Röntgenstatus 38, 39
- - statistische Verfahren 39
- „four corner fusion" 25
- Indikation 24–26, 63
- Kontraindikationen 26
- prospektive Analyse 37–47

- Scorebewertung, medikokarpale Teilarthrodese vs. Totalarthrodese 48–57
- *Übersicht* 24
- Technik 26
- Therapiekonzept 24–26
TFCC (triangulärer fibrokartilaginärer Komplex) 7
Totalarthrodese 1, 3, 23, 55, 62
Translokation, ulnare 26, 59

ulnare Translokation 26, 59

Validität, DASH-Score 52
V-Band
- distales 8
- proximales 8
VISI („volar intercalated segment instability") 12, 13

Wilcoxon-matched-pairs-Test 39
„wrist" (s. Handgelenk)

zwischengeschaltetes Segment 8

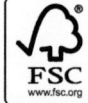

MIX
Papier aus verantwortungsvollen Quellen
Paper from responsible sources
FSC® C105338

If you have any concerns about our products,
you can contact us on
ProductSafety@springernature.com

In case Publisher is established outside the EU,
the EU authorized representative is:
**Springer Nature Customer Service Center GmbH
Europaplatz 3, 69115 Heidelberg, Germany**

Printed by Libri Plureos GmbH
in Hamburg, Germany